Que No Se Podía, y ¡Sí Se Pudo!

Un Profesionista, La Visa TN y El Sueño Americano

Raúl Ruvalcaba

Copyright © by Raúl Ruvalcaba

ISBN: 9798336607338
Independently published

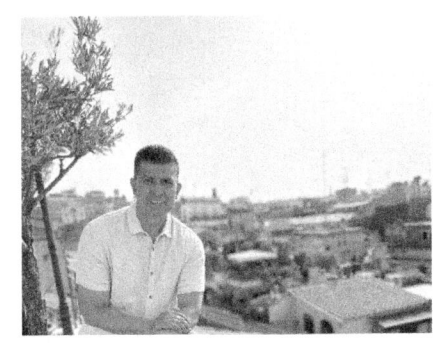

El libro que estás a punto de leer es una narración de la travesía que tuve que pasar junto con mi familia para obtener una Visa TN aprovechando el Tratado de Libre Comercio (TLC). Como profesionista en Administración de Empresas egresado de la Universidad de Guadalajara, vislumbré la posibilidad de establecerme en Estados Unidos en busca del Sueño Americano. Llegué a los treinta y seis años junto con mi esposa y cuatro hijos, por lo que no fue nada fácil la adaptación al idioma inglés y la gama cultural prevaleciente. He creado una corporación en el área médico-quirúrgica, Raul Ruvalcaba, Inc., que se especializa en instrumentación, equipos e implantes utilizados en procedimientos para cirugía de ortopedia. Sabía que llegaba a la llamada "Tierra de las Oportunidades", ahora sé por qué lleva ese nombre. Acompáñame a descubrir que, aunque parecía que no se Podía, ¡Si Se Pudo!

Quiero agradecer a mi querida esposa Laura, quién desde que nos casamos hace treinta y cinco años, se ha convertido en mi fuente de inspiración y mi motor. Jamás, por locas que parezcan mis ideas, ha dejado de apoyarme y creer en mí. En mis inicios profesionales, mientras buscaba empleo sin mucho éxito, dijo a mi madre: "Solo necesita una oportunidad, una vez que lo conozcan van a ver de lo que es capaz".

A mis cuatro hijos que son mi orgullo, tan brillantes e inteligentes cada uno de ellos, ya quisiera yo, aunque sea la mitad de sus talentos.

A mis padres, que, gracias a sus orígenes humildes, me enseñaron lo que en realidad vale en la vida; a mi padre por su ejemplo de perseverancia e incansable lucha aún en las condiciones más adversas, y a mi madre por la herencia de su teoría "Liquesca" (de "Lico"), que consiste en hacer grandes las cualidades de las personas que amamos y minimizar sus defectos.

A mis hermanos porque siempre han estado ahí PRESENTES en el momento en que cualquiera de los ocho "hermanos Ruvalcaba" lo hemos requerido.

A todos los que con su enorme granito de arena han hecho posible que mi sueño se convirtiera en realidad.

¡Que Dios los bendiga siempre!

Este libro no guarda un orden estrictamente cronológico y aunque consta de ocho capítulos se divide en tres partes principales: Educación Universitaria, Desarrollo profesional y por ultimo el proceso de Emigración/Inmigración

Que no se Podía, y ¡Si Se Pudo!

Un Profesionista, La Visa TN y el Sueño Americano

EDUCACION UNIVERSITARIA

Capítulo I   Formación Universitaria

- La Facultad de Administración en la U de G. Mi Alma Mater
- La Universidad Autónoma de Fresnillo U.A.F. Diplomado "Ciclo de Vida de los Proyectos de Inversión"
- La Maestría en Administración

DESARROLLO PROFESIONAL

Capítulo II   Experiencia Profesional

- Supervisor de Crédito y Cobranzas, El Inicio

- Gerente General de Centro de Distribución
- Gerente de Divisiones Quirúrgicas, Mi Incursión en el Área Médica

EMIGRACION/INMIGRACION

Capítulo III   El Plan Que No Funcionó

- Etapa Final con Smith and Nephew
- Del Optimismo a la Angustia
- Visa TN, TLC/NAFTA

Capítulo IV   Vámonos A Estados Unidos, Tras El Sueño Americano

- Inicio del Plan
- Papás de Laura
- Mis Papás y Hermanos

Capítulo V   Llegada A Estados Unidos, Inicio De La Batalla

- Un Nuevo Idioma, Una Nueva Cultura
- Mr. Honey y el Distrito Escolar de Winton, Ca.
- Entrevistas de Trabajo

Capítulo VI   El Proceso

- Primera Visa TN
- Primer Trabajo en el Área Médica

- La Adaptación al Lenguaje y la Cultura
- La Famosa "Green Card", Tarjeta de Residente
- Ciudadanía Americana
- Raul Ruvalcaba, Inc., La Corporación

Capítulo VII   Desafíos Corporativos

- COVID
- Un Nuevo Inicio

Capitulo VIII Sueño Americano

- Transición
- Familia

Capítulo I

Formación Universitaria

- La Facultad de Administración en la UdeG. Mi Alma Mater

Finalmente, después de diecinueve años de escuela, incluyendo diez largos semestres de Facultad, logré culminar mis estudios de la Licenciatura en Administración de Empresas. Por aquel tiempo, La Universidad de Guadalajara se encontraba integrada por facultades de las diversas carreras que se ofrecían en la misma. Cinco años antes, yo había sido admitido en la facultad de Administración. Cuando inicié mis estudios en 1987, se ofrecían dos carreras: Licenciatura en Administración de Empresas y Licenciatura en Administración Pública, unos años más tarde cuando yo cursaba el tercer semestre fue añadida la carrera de Licenciado en Comercio Internacional, convirtiéndose en la tercera opción. El plan de estudios de las tres carreras implicaba diez semestres, los primeros cuatro eran llamados "tronco común" ya que el plan de estudios hasta ahí era el mismo independientemente de la carrera que se elegiría posteriormente. A partir del quinto semestre, el plan de estudios era diferente para cada una de las carreras y era entonces cuando había que decidirse por una entre las tres opciones. Desde una edad muy temprana, yo tenía decidido que algún día me graduaría como Licenciado en

Administración de Empresas, sin embargo, tengo que admitir que la nueva carrera de Licenciado en Comercio Internacional me hizo dudarlo, aunque no lo suficiente como para hacerme cambiar de opinión. Terminé mi carrera en 1992, para entonces La Universidad de Guadalajara estaba viviendo tiempos de cambios muy importantes que terminarían por modificar radicalmente la organización de la misma, afectando no solo su estructura, sino también a la Federación de Estudiantes de Guadalajara (FEG), organismo representativo de la base estudiantil, misma que prevaleció por más de cuarenta años, desde su fundación en 1948, hasta su destitución oficial en 1991 cuando fue reemplazada por la Federación de Estudiantes Universitarios (FEU). El entorno político-estudiantil que prevaleció en esa época era bastante hostil, pero entrar en detalles es tema suficiente para escribir no solo uno, sino varios libros.

En lo estructural, La Universidad de Guadalajara se preparaba para un cambio que sería posiblemente el más grande en su era moderna. Se daba por terminada la estructura de facultades dando lugar a los Centros Universitarios. El Centro Universitario de Ciencias Económico Administrativas (CUCEA), se asentaría en los espacios que en algún tiempo ocuparan las facultades de Administración, Turismo, Trabajo Social, Economía y Contaduría. Todo ello en el complejo conocido como "Los Belenes".

Entre los años de 1987-1992 tuve el privilegio de llamar a la facultad de Administración de la UdeG mi segunda casa.

Desde mis inicios como estudiante en la facultad me involucré en actividades del Comité de la Sociedad de Alumnos y me propuse como meta algún día presidir dicho Comité. Los primeros cinco semestres asistí a clases en el turno matutino y después de concluir el quinto semestre, me cambiaría al turno vespertino para conocer e interactuar con más alumnos. La idea era obtener una mayor exposición con los estudiantes e incrementar mis posibilidades de lograr mi objetivo de presidir la sociedad de alumnos de mi facultad.

Hacia finales del año de 1989, justo después de terminar el quinto semestre, solicité mi cambio del turno matutino al vespertino para continuar con mi plan de fortalecer mi candidatura.

Unos años antes, mi época en la Preparatoria Número Seis fue muy divertida, pertenecí al grupo "H", en donde hice un enorme grupo de amigos, con los cuales aún sigo en contacto a casi cuarenta años de habernos graduado, tenía muy buenas relaciones con todos mis compañeros de clase y era el concejal del grupo, aunque los que siempre salíamos juntos a todas partes éramos, "El Arévalo", "El Lic.", "El Ruanillo" y yo. Frecuentemente viajábamos de fin de semana a Apozol, un pueblito en Zacatecas aproximadamente a dos horas de Guadalajara, de donde son originarios mis papás. Nos gustaba ver a mi tío Toño tocar la batería, mi tío es el hermano menor de mi mamá y formaba parte de un grupo musical versátil regional.

Durante la primaria y secundaria mis calificaciones eran casi perfectas, pero al entrar a la prepa ya no podía presumir lo mismo, eso sí, cuando regresábamos de "andar de fiesta" a las dos o tres de la mañana, nos poníamos a hacer tarea, ya que también éramos alumnos responsables.

Durante los últimos semestres de la preparatoria, logré llamar la atención de Laura, una linda compañera de clases a quien pedí que aceptara ser mi novia, sin imaginar lo que el destino nos tenía preparado.

Después de un noviazgo de varios años, nuestra relación se había fortalecido, y a pesar de ser muy jóvenes aún (yo tenía veintidós años y ella diecinueve) y de ambos estar cursando nuestras carreras universitarias, tomamos la decisión de casarnos a finales de 1989 al terminar el quinto semestre de la Universidad. Los papás de Laura estaban preocupados porque decidimos casarnos antes de terminar nuestras carreras, por lo que justo el día de nuestra boda, le prometí a Don José, el papa de Laura, que tanto ella como yo nos graduaríamos, a lo que me sonrió un tanto incrédulo pero esperanzado mientras yo sentía sus palmadas en la espalda.

Desde que nos casamos deseábamos ser papás, pero acordamos esperar hasta terminar nuestras carreras universitarias, sin embargo, la cigüeña nos sorprendería y a nueve meses y una semana de casarnos, nació nuestra hermosa hija Laury, una niña preciosa con grandes ojos negros y pelo rizado. Recuerdo que el día que nació, al salir del hospital iba anunciando, incluso a desconocidos, que ya había nacido mi hija. Fue así como a mitad de nuestra carrera pasamos de ser una pareja a formar una familia.

Esa transformación que sufría la Universidad de Guadalajara hacia finales de los 80s y principios de los 90s afectó por supuesto la política estudiantil, en la que cada vez me involucraba más. Era tema de conversación y conocimiento popular que las disputas frecuentemente terminaban en riñas poniendo en peligro la integridad de los participantes, lo que constantemente preocupaba a Laura.

Habiéndonos casado a mitad de nuestra carrera universitaria, nuestra situación económica era muy difícil y el dinero no alcanzaba. Por las mañanas yo me iba a trabajar, tenía un pequeño negocio que pude apenas mantener gracias al apoyo de mi padre, mientras que Laura, que estudiaba la carrera de Trabajo Social, salía muy temprano todos los días para realizar sus prácticas comunitarias en diversas localidades de la Zona Metropolitana de Guadalajara. Durante los primeros tres meses de su embarazo, no faltaron los malestares, mareos y nauseas, después, las incomodidades del embarazo avanzado y posteriormente, cuando ya había nacido Laury, el deseo de pasar más tiempo con ella. Mientras tanto, yo salía a trabajar desde muy temprano, de ahí me iba a la escuela y entre mis clases y el Comité de la Sociedad de Alumnos, no teníamos tiempo para estar juntos. Todo ello, aunado al ambiente inestable que prevalecía en la Universidad y que tanto preocupaba a Laura, terminó por convencerme de desistir en mi idea de continuar con mis aspiraciones a presidir el Comité de la sociedad de alumnos de mi escuela.

Durante los siguientes años, el apoyo de mi madre fue crucial. Gracias a su ayuda, pero en especial a haberse hecho cargo de Laury mientras que Laura y yo estábamos entre el trabajo y escuela, pudimos terminar la Universidad. Por supuesto que ello ocasionó que mi madre y mi hija desarrollaran un vínculo muy estrecho. A mi madre desde muy pequeña, en su familia se le conoce con el sobrenombre de "Lico" y fue precisamente Laury quien empezó a llamarle "Mami Lico", ahora todos sus casi treinta nietos la llaman así.

Además del apoyo de mi madre, contamos siempre con el de mi padre y mis hermanos. Laury era la primera en todo; la primera hija, la primera nieta, la primera sobrina, así que desde su nacimiento estuvo rodeada de un cariño muy especial.

Aunque pasábamos por una situación económica difícil, el gran cariño de mis hermanos por Laury hacía que cada semana después de cobrar su sueldo le llevaran ropita, leche, pañales, etc., con lo que nos ayudaron a sobrellevar la situación.

En el primer cumpleaños de Laura después de casados, yo no tenía dinero para comprarle un regalo, cuando mis hermanos Chava y Edu se enteraron, me llevaron a la florería y me compraron un hermoso ramo de rosas, se lo entregué a Laura al tiempo que escuchábamos la canción "No tengo más que esta canción" del Grupo Bronco. Ella no lo esperaba y la hizo muy feliz, desde entonces, es casi imposible escuchar esa canción sin sentir la nostalgia de ese momento.

Mi padre, desde muy pequeño tuvo que trabajar para ayudar a proveer para su mamá y hermanos, lo que le forjó un carácter sólido y responsable. Su habilidad para los negocios lo llevo a formar varias empresas Sociedad Anónima muy exitosas. Me ayudó a iniciar mi pequeño negocio que yo atendía de medio turno y que se convirtió en nuestra única fuente de ingresos mientras estudiábamos.

Para nuestro primer aniversario habíamos planeado una modesta cena en casa y después ver una película, al llegar nos encontramos con que nos habían "cortado la luz" por falta de pago. Encendimos unas velas y mientras cenábamos, en nuestro intento por "ver el vaso medio lleno", comentábamos que la cena era más romántica porque ahora la estábamos disfrutando a la luz de una vela, pero después de un rato, fue inevitable reconocer la frustración que nos causaba dicha situación. A media oscuridad, sentados en el sofá de la sala con Laury de tres meses, dormida y envuelta en un cobertor en medio de nosotros dos, terminamos llorando desesperados. Mientras nuestras lágrimas caían sobre el cobertor de nuestra bebita le dije a Laura: "Yo creo que mejor debería olvidarme de estudiar y buscar un trabajo de tiempo completo para que ni a ti ni a nuestra hija les falte nada" y Laura en tono triste, pero enérgico me contestó: "No te preocupes, yo aguanto y Laury ni cuenta se da de lo que está pasando, ella con que tenga comida es suficiente. Tú sigue estudiando y vas a ver que cuando nuestra hija necesite más de nosotros, estaremos en mejores condiciones". Esta fue una de las veces que más cerca estuve de abandonar mi carrera, pero gracias al apoyo, comprensión y sobre todo al empuje de Laura, pude pasar ese bache, ella siempre parece tener las palabras precisas en los momentos difíciles y con ella a mi lado no me parece tan difícil tomar decisiones importantes, posiblemente por eso hemos tomado muchas decisiones riesgosas en nuestra vida juntos. Este año cumpliremos treinta y cinco años de casados.

Habiendo abandonado mi interés en la política estudiantil, durante los siguientes meses estuve muy enfocado en mi trabajo, mi familia y por supuesto mis estudios en la

Universidad, sin embargo, en 1991 La Facultad de Administración abre la convocatoria para el registro de candidatos para presidente de la Generación 1987-1992 de Lic. en Administración de Empresas. Mis amigos cercanos me plantearon la posibilidad de participar en la elección, despertando mi interés nuevamente. Debido a mis intenciones pasadas había logrado establecer muy buenas relaciones con varios lideres de casi todos los grupos de mi generación, lo que me colocaba en una posición con cierta ventaja ante quienes decidiesen contender por la presidencia. Fue inevitable emocionarme ante la posibilidad de ser el presidente de mi generación.

Empecé a imaginar todo el proyecto, las implicaciones, responsabilidades y oportunidades que traía consigo, por lo que decidí compartirlo con mi esposa. Al principio, a ella no le gustó la idea, ya que sabía que dicho cargo requería de mucho tiempo e implicaría mucho estrés, pero era evidente mi entusiasmo e interés que terminó por aceptar y apoyar mi proyecto, incorporándose conmigo a luchar por conseguirlo.

Ella más que nadie sabía lo que significaba para mí ser el presidente de mi generación y lo feliz que me hacía al apoyar mi candidatura. Le agradecí y reiteré que mi prioridad eran ella y mi hija. Laura no se limitó únicamente a apoyar mi candidatura, sino que participó activamente en todas las actividades que implicaba.

Durante los siguientes meses en la preparación para las elecciones, había que fabricar material promocional que iba desde folders escolares, separadores de libros, calcomanías, posters, mantas, plumas y utensilios diversos que se utilizan generalmente como propaganda política estudiantil. Por supuesto todo esto requería de tiempo y trabajo y Laura con gusto coordinaba esas actividades.

A pesar de contar con la simpatía de una gran parte de los alumnos, no iba a ser tan fácil lograr el objetivo. Unos años atrás, Pedro, un miembro de mi generación, participó en la elección para presidente del Comité de la Sociedad de Alumnos de la facultad. Él había desertado de nuestro grupo político "Grupo Administración" al perder la elección interna, así que, en esas elecciones yo apoyé a Vizcaino, nuestro candidato, en oposición a Pedro.

Durante la campaña, Pedro consiguió el apoyo de varios estudiantes de mi generación, mientras que yo logré que un número importante apoyara a mi candidato, lo cual causó una fragmentación importante en nuestra generación.

Esta división ocasionó que la contienda por la presidencia de generación fuera muy cerrada. En el turno matutino, perdimos la elección con una diferencia considerable, sin embargo, en el turno vespertino, logramos darle la vuelta al resultado, y aunque con un pequeño margen, logramos ganar la elección que terminó por otorgarme el tan deseado título de Presidente de Generación.

Como Presidente de Generación, después de una contienda tan dividida, mi objetivo era reunificarla. Decidí ofrecer la vicepresidencia al grupo opositor como muestra de mi interés conciliatorio. Este gesto fue muy bien visto por la mayoría de los alumnos, sobre todo por los indecisos.

La vicepresidenta y el grupo opositor constantemente intentaban bloquear mis propuestas sin argumentos, lo cual era visto por la mayoría como atentados contra la conciliación que expresamente se buscaba, como consecuencia, poco a poco fueron perdiendo credibilidad.

Durante el último semestre en la Universidad, la comunicación con el alumnado es muy constante, debido principalmente a la organización de la ceremonia de graduación, así que frecuentemente debía exponer frente a ellos. Mi esposa al encontrarse en su propio proceso de graduación, adoptaba el rol de receptor y adaptaba mis mensajes como a ella le gustaría escucharlo de su presidente, lo cual me ayudó a mantener una comunicación exitosa con los alumnos.

Una de mis principales encomiendas como Presidente de Generación fue la organización de la ceremonia de graduación. Durante la misma, se rendirían Honores a La

Bandera y se entonaría el Himno Nacional, para tal efecto, decidí invitar a la Escolta y Banda de Guerra del Departamento de Bomberos de Zapopan.

Cuando fuimos a realizar los trámites para solicitar su participación, en nuestro afán de causar una mejor impresión, Laura entró conmigo aparentando ser mi secretaria particular y llevando consigo los oficios correspondientes dentro de un portafolio azul o probablemente negro, no lo recuerdo muy bien. Digo que no lo recuerdo muy bien porque se trataba de un viejo portafolio de piel cuyo color original era azul. Con el paso del tiempo la piel se empezó a cuartear y a pelar, además el broche de presión que estaba a un lado perdió fuerza y ya no permitía tomar el portafolio por la agarradera sin que este se abriera. El portafolios lucía realmente mal, pero no había dinero para comprar uno nuevo, así que a Laura se le ocurrió pintarlo de color negro con tinta para zapatos, de esa de la marca "Nugget", haciéndolo lucir como nuevo una vez más.

¡Ahora lo recuerdo mejor!

Laura entro al Departamento de bomberos no solamente con un portafolio negro, sino además, tomándolo por la parte de abajo para evitar que se abriera y todos los documentos terminaran en el piso.

Una vez llegada la fecha de nuestro Acto Académico de Graduación, nuestra ceremonia tuvo lugar en uno de los recintos más importantes de Guadalajara y México: El Teatro Degollado. Su disponibilidad para eventos de graduación era muy limitada, para dar un poco de contexto, este es el recinto donde el gobernador en turno presenta su informe anual de Gobierno a la ciudadanía, teniendo como invitado especial en uno de los dos palcos de honor al presidente de la República. Igualmente es el escenario de importantes obras de teatro y presentaciones de las mejores orquestas de México y el mundo. Es también uno de los edificios más bellos y característicos de la ciudad debido a su bella arquitectura y estilo Neoclásico. Se ubica en el centro histórico de la ciudad y a mediados de los 1800s fue inaugurado como un monumento a la cultura de Guadalajara.

La Generación de Licenciados en Administración de Empresas 1987-1992 de la Facultad de Administración de la Universidad de Guadalajara fue apadrinada por el entonces presidente Municipal de Zapopan, Lic. Jorge Humberto Chavira Martínez y consecuentemente lleva su nombre.

El comité de organización se encargó de que el recinto luciese precioso, adornado con el escudo de nuestra Alma Mater y un llamativo letrero: "Generación 1987-1992 de Licenciados en Administración de Empresas"

En uno de los palcos de honor se encontraban; mis papás, mi hermana Letty y mi abuela materna, a quien con cariño llamábamos "Mama María", en el otro; Laura, sus papás, su hermana Gaby y nuestra pequeña Laury. Tanto mis padres como los de Laura estaban orgullosos por el evento y por supuesto por el lugar en el que pudieron presenciarlo.

Por cierto, cuando entregamos a los papás de Laura la invitación a su graduación y a la mía, le recordé a Don José la promesa que le hice el día de mi boda diciéndole: "¡misión cumplida! ¿recuerda que le prometí que nos graduaríamos los dos?", a lo que contestó con una sonrisa complaciente y sus típicas palmadas en la espalda.

Como Presidente de Generación tuve el privilegio de formar parte del presídium junto con los representantes del Rector de la Universidad, El Gobernador del Estado, El presidente Municipal de Guadalajara; nuestro padrino y Presidente Municipal de Zapopan, El Secretario de Educación y Cultura del Estado, el Director de nuestra Facultad, El Comandante de la XV Zona Militar, entre otras personalidades.

Ver a mi esposa desde el Presídium en el palco de honor sosteniendo en sus brazos a nuestra pequeña Laury, quien ya para entonces estaba a solo unos días de cumplir dos añitos, me producía una sensación que las palabras no pueden describir. Cada vez que tengo la oportunidad de observar el video en donde aparecen las dos, es inevitable que se me erice la piel.

Durante dicho acto, dirigí un discurso en representación de los estudiantes graduados de mi Generación.

A principios de los 90s el tema de la globalización en los negocios y la negociación del Tratado de Libre Comercio (TLC) o del North America Free Trade Agreement (NAFTA), eran el tema de conversación en todas las coberturas de negocios y noticias en México, dicho tratado terminaría firmándose un par de años más tarde, en 1994, incluyendo una cláusula de profesionistas, que a la postre me facilitaría mi emigración a los Estados Unidos.

Como parte de mi discurso no podía dejar de mencionar el TLC/NAFTA, por lo cual en una parte cité:

"ante la globalización y la apertura de los mercados internacionales, los que hoy egresamos en esta Generación de Licenciados en Administración de Empresas, no estamos asustados ni intimidados por la competencia que ello implica, sino por el contrario, estamos preparados y lo tomamos como un reto y una oportunidad".

Es verdad que hice esa aseveración con mucha honestidad y convicción, sin embargo, ni yo mismo en ese momento imaginaba el impacto y trascendencia que esas palabras tendrían en mi carrera profesional y mi vida unos años más tarde.

El primer objetivo de terminar la Carrera de Licenciado en Administración de Empresas se había cumplido.

Poco tiempo después de nuestros actos académicos de graduación, tuvieron lugar las misas y fiestas. Tanto a mi fiesta como a la de Laura asistieron nuestras respectivas familias y bailamos el tradicional vals de graduación sosteniendo entre nosotros a nuestra pequeña Laury de casi dos años. El orgullo que sentíamos es muy evidente en los videos y fotografías de esa noche, no solo por haber culminado nuestra carrera, sino por haber bailado con nuestra pequeña en brazos.

Mary, una compañera de Generación y amiga nuestra, nos invitó a su misa y fiesta de graduación, habíamos dejado como limosna en la ceremonia religiosa los últimos pesos que traíamos Laura y yo. Al llegar al salón donde tendría lugar la fiesta, nos dimos cuenta de que no teníamos dinero para pagar el estacionamiento, el pago se debía efectuar al salir, así que nos fuimos de la fiesta más temprano de lo planeado y al pasar por la caseta de cobro del estacionamiento le dije al encargado que enseguida regresaríamos, que solo íbamos a traer el mariachi, así que levanto la barra y nos dejó salir. Este hecho nos causó mucha gracia y cada vez que lo recordamos nos da un sentimiento entre pena y risa nerviosa, por cierto, todavía no regresamos con el mariachi.

- La Universidad Autónoma de Fresnillo U.A.F. Diplomado "Ciclo de vida de los proyectos de inversión"

A menos de dos años después de nuestra graduación se me presentó una oportunidad que nos llevaría a cambiar nuestra residencia a la ciudad de Fresnillo, Zacatecas como gerente general de un centro de distribución.

Durante las primeras semanas logré establecer muy buenas relaciones con uno de nuestros clientes, dueño de una fábrica de tortillas de harina que se había graduado apenas unos años antes de la Universidad Autónoma de Fresnillo.

En una ocasión estando en mi oficina, surgió el tema de la Universidad y me platicó sus intenciones de regresar a estudiar. Me comentó que la Universidad Autónoma de Fresnillo estaba ofreciendo un Diplomado y la fecha de inicio estaba muy cercana. Las clases eran únicamente los sábados, el nombre del diplomado era "El ciclo de vida de los proyectos de inversión". Después de indagar a cerca del Diplomado, me pareció más atractivo, ya que el plan de estudio incluía los procesos para determinar la viabilidad del proyecto, gestionar el financiamiento, análisis del riesgo, retorno de la inversión, estadísticas y puesta en marcha del proyecto, así que decidí inscribirme.

El diplomado tuvo una duración de aproximadamente un año y medio en el que cada sábado iniciaba clases a las 8:00 de la mañana. El tiempo pasó muy rápido y cuando menos lo imaginé, ya había terminado. Al concluir el diplomado, la universidad organizó un acto de entrega de certificados al que asistieron además de Laura y mis hijos (para entonces ya había nacido Raul Jr.), mis papás, algunos de mis hermanos con sus familias y mi Mamá María.

Después del Acto de Graduación, mis invitados que venían de Guadalajara, se tomaron un par de días para ir a Zacatecas a visitar el Cerro de la Bufa, La Catedral, La Mina del Edén, y el Teleférico. En 1993, la ciudad de Zacatecas fue considerada por la UNESCO como Patrimonio de la Humanidad debido a la fachada barroca de muchos de sus edificios e iglesias en el centro histórico.

Casi al término del diplomado se nos informó que estaba a punto de iniciar un nuevo programa de Maestría en Administración de Empresas y nuevamente decidí inscribirme.

- La Maestría en Administración

Una vez inscrito, surge una reestructuración en la empresa donde yo trabajaba que me demandaría más tiempo, por lo que pensé en cancelar mi inscripción. Cuando le compartí a mi esposa mi intención de renunciar al curso, ella me ofreció su ayuda con mis tareas y trabajos convenciéndome de no cancelarla.

Esto sucedía en 1995, el servicio de internet en México apenas comenzaba y además de ser muy limitado, era costoso, lento y no estaba disponible en todas partes, así que, para realizar los trabajos de investigación y tareas, Laura debía trasladarse a la biblioteca de la Universidad, que se encontraba a unos veinticinco minutos de donde vivíamos.

Cuando tuve que presentar mi examen final, Laura había preparado el trabajo de investigación, y yo, no pude repasarlo, mi examen final era precisamente a cerca de ese trabajo. El resultado de mi evaluación fue de un 85% (la calificación mínima aprobatoria era 80%), así que apenas logré una calificación por encima del mínimo requerido.

Al llegar a casa, encontré a Laura ansiosa por saber si había aprobado, le dije que sí mostrándole el examen con las observaciones del profesor. Ella sabía todas las respuestas, a fin de cuentas, fue ella quien preparó el trabajo. De haber presentado ella el examen, seguramente habría obtenido un 100% como calificación.

Capitulo II

Experiencia Profesional

Mientras esto sucedía en el ámbito universitario, en el aspecto laboral tendría un buen inicio.

Unos meses después de haber terminado mi Licenciatura en Administración de Empresas, inicié mi búsqueda de empleo. No buscaba solamente un trabajo, sino una oportunidad para desarrollarme profesionalmente. Tuve la fortuna de ser contratado por una empresa internacional que me brindó estabilidad laboral y financiera.

- Supervisor de Crédito y Cobranzas, El Inicio

Linde de México, una empresa del grupo Unión Carbide/Praxair, Inc., me contrató como supervisor de crédito y cobranza. Las prestaciones y el sueldo estaban por encima del promedio en Guadalajara, me otorgaban automóvil corporativo y seguro de gastos médicos mayores, entre otras prestaciones. A tan solo unos meses de haber terminado mi Licenciatura, ya gozaba de un excelente empleo. Sin embargo, no todo era perfecto, mi jefe inmediato, tenía un estilo autoritario, parecía disfrutar de avergonzar a sus subordinados enfrente de otros compañeros de trabajo e incluso de nuestros clientes. Siempre he pensado que las llamadas de atención deben hacerse en privado y sin testigos, pero aparentemente, él no compartía esa idea.

Estoy convencido de la importancia de mantener una buena imagen dentro y fuera de la empresa. Como humanos, somos susceptibles de cometer errores que ameritan corrección, sin embargo, exponer a los subalternos daña también la imagen del líder, ya que éste es el responsable indirecto de los errores cometidos por estos.

A poco más de un año en esta empresa, se me presenta una oportunidad muy interesante con otra compañia, la Gerencia General en un Centro de Distribución fuera del Estado de Jalisco, lo cual representaba una responsabilidad mayor y me colocaba en una plataforma con más posibilidades de desarrollo, aunque se trataba de una empresa sin el prestigio de mi actual empleo y con menos prestaciones, ofrecía un sueldo mucho más atractivo. Después de analizar los pros y contras decidí aceptar el reto.

- Gerente General de Centro de Distribución

El proceso de adaptación a una nueva ciudad, nueva casa y nuevo trabajo, me tomó menos tiempo de lo esperado, en poco tiempo entendí mi rol en la empresa y los desafíos de mi nuevo cargo. Mi nueva posición había estado vacante por algunos meses y la compañía había perdido varios clientes importantes. En unos pocos meses logré recuperarlos, lo que representó un crecimiento importante en el negocio durante mi primer año.

En el aspecto familiar teníamos varios meses considerando tener nuestro segundo bebé, Laury ya tenía casi cuatro años y pensamos que era el momento indicado, así que en enero de 1995 nace Raul Jr., un niño inquieto, quien debido a los ejercicios de estimulación temprana que mi esposa le practicaba, desarrolló unos brazos musculosos haciéndolo acreedor al sobrenombre de "popeye" que aún prevalece entre mi familia, aunque en casa, lo llamamos "gordo".

En lo laboral, los resultados positivos continuaban, por lo que decidí realizar un análisis de negocio incluyendo unas gráficas que demostraban el crecimiento desde mi llegada. Dicho análisis coadyuvó para que la empresa decidiera realizar una reestructuración del centro de distribución, incrementando el número de unidades de venta y reparto en un 50%, lo que me permitió otorgar ascensos a varios empleados y realizar nuevas contrataciones.

A pesar del éxito obtenido, era evidente que las posibilidades de mí ascenso eran prácticamente imposibles. Aunque se trataba de una empresa grande, las posiciones importantes eran ocupadas por los dueños, miembros de su familia y amigos cercanos a ellos, por otra parte, yo había acumulado nuevas experiencias profesionales y me sentía listo para nuevos desafíos, así que decidimos regresar a Guadalajara, nuestra ciudad de toda la vida, para ir en busca de ellos.

- Gerente de Divisiones Quirúrgicas Smith & Nephew, Mi Incursión en el Área Médica

Tanto Laura como yo estábamos muy contentos de regresar a Guadalajara, ciudad que amamos y de donde pensamos nunca saldríamos nuevamente. Estábamos una vez más cerca de nuestras familias. Una vez instalados en nuestra casa en Guadalajara, me dispuse a buscar una nueva oportunidad, envíe mi curriculum a diferentes empresas, algunas me llamaban a entrevista, otras veces avanzaba en el proceso, pero ninguna culminaba con oferta de trabajo.

Al poco tiempo me vi participando en dos procesos que fueron evolucionando casi simultáneamente, uno era en la industria automotriz y el otro, en el área médico-quirúrgica.

Laura, en su formación como Licenciada en Trabajo Social, y habiendo trabajado como fisioterapeuta, contaba con experiencia en el área médica. Sus prácticas comunitarias incluían trabajo en hospitales, y aunque también tuvo exposición a otras áreas del trabajo social, el área médica era su preferida. A diferencia de ella, y con una formación completamente en administración de empresas, yo nunca tuve el más mínimo interés en el área médica, por el contrario, me causaba malestar el olor en hospitales, clínicas y consultorios.

Volviendo a mis procesos de entrevistas, la empresa automotriz me citó por la mañana y la médico-quirúrgica por la tarde. Con la empresa automotriz había logrado pasar varios filtros y la entrevista final se desarrolló con éxito terminando en oferta de empleo como Gerente de Logística Internacional. La principal responsabilidad del cargo consistía en gestionar los trámites de exportación e importación de automóviles. La exportación consistía en trasladar automóviles Accord armados en El Salto, Jal., al puerto de San Diego, Ca., mientras que la importación era traer a México automóviles Civic armados en Los Estados Unidos y trasladarlos a Puerto Melaque para su distribución en el mercado nacional.

¡Me parecía una magnífica oportunidad!

Este reto me pondría a cargo de todo el proceso de importación y exportación en una empresa de clase mundial. Estaba convencido de que esa era la oportunidad que estaba esperando y hasta me visualizaba viajando entre Estados Unidos y México.

Por otra parte, mi entrevista en el área médica era con Smith & Nephew, una empresa que desconocía totalmente, la cual tuvo lugar en el hotel Fiesta Americana de Guadalajara a un costado de la glorieta de La Minerva, donde fui recibido por dos ejecutivos de la empresa. La entrevista transcurrió con éxito y me expresaron que me consideraban un fuerte candidato y que les gustaría tener una entrevista más. A la vez que agradecía su consideración, les dije lamentar no poder continuar en su proceso de selección, les expliqué que unas horas antes había recibido una oferta de trabajo, al tiempo que les mostraba el sobre con un membrete de la empresa automotriz. Agregué estar convencido que la cultura corporativa de S&N se alineaba perfectamente con lo que yo buscaba, que mi experiencia y visión de negocios habrían sido muy útiles y que hasta me había ilusionado la posibilidad, por lo que me causaba pesar el tener que renunciar a su proceso de selección.

Me pidieron unos minutos para deliberar y después de un corto tiempo, me informaron que no sería necesaria una entrevista más, entregándome un sobre con su oferta de trabajo. Al parecer, la presión que involuntariamente ejercí terminó por acelerar su decisión.

Al llegar a casa, era evidente que había tenido un buen día. Mi esposa me pidió que compartiera las buenas noticias a lo que le contesté que no solamente traía una oferta de trabajo, sino dos.

Le mostré primero la oferta de la empresa automotriz. Me felicitó y dijo que estaba segura de que ahí lograría ser muy exitoso, enseguida le mostré el segundo sobre, esta oferta superaba a la anterior por más del doble en sueldo y era también mejor en muchas de las prestaciones. Laura sabía de la dificultad que me provocaban los hospitales, por lo que supuso que elegiría la empresa automotriz, creía que esa opción se alineaba mejor con mis aspiraciones profesionales. Le manifesté estar de acuerdo con ella, pero le dije que había decidido aceptar la oferta de la empresa médica, pues ya había analizado los pros y contras y estaba seguro de que era la oferta que más me convenía.

A la mañana siguiente, llamé a los ejecutivos de Smith & Nephew para aceptar su oferta como Gerente Regional de Divisiones Quirúrgicas.

No tenía ninguna experiencia médica y menos aún en el área quirúrgica, así que pregunté por qué creían que yo tendría éxito en la empresa. Uno de ellos contestó: "yo soy administrador de empresas y mi jefe también. Estamos convencidos que contratar a un profesional en negocios y capacitarle, nos dará mejores resultados que contratar a una persona con experiencia médica, pero sin visión de negocios". Esa respuesta me dio confianza.

En este punto de mi carrera profesional, había tenido la oportunidad de analizar y desarrollar negocios de manera independiente y exitosa, por lo que el nuevo reto pasó de ser estresante a desafiante.

La oficina matriz se encontraba en la Ciudad de México, donde se llevaría a cabo la primera parte de mi inducción, la cual incluía una breve historia de la empresa y sus productos, así como cursos de capacitación y entrenamiento en anatomía y fisiología humana.

Nunca había tenido interés en esas áreas más allá de mi clase de Biología en la preparatoria, pero el haber llevado la asignatura de Etimologías Grecolatinas, me ayudó a familiarizarme con muchas palabras del argot médico.

Después de mi curso de capacitación regresé a Guadalajara con más preguntas y dudas que respuestas. Mi incursión en temas médicos resultó más difícil de lo esperado y Laura se convirtió en mi instructora de cabecera.

La preparatoria en la Universidad de Guadalajara se encontraba dividida en áreas de estudio como las Administrativas, en las que yo estaba inscrito, de Ingeniería, Humanidades y Médico-Biológicas. Laura eligió las áreas Médico-Biológicas y me recomendó un libro en el que ella aprendió anatomía y fisiología. El libro se encontraba estructurado en una forma en la que aprender anatomía y fisiología resultaba entretenido y muy efectivo, era simple y claro, incluía actividades como dibujar los huesos y los músculos, proporcionando al alumno mejor apreciación de las características específicas de cada estructura.

Resulta complicado entender conceptos teóricos si no se cuenta con la ayuda de alguien que ofrezca una explicación. Por ejemplo, la rotación interna y externa de las extremidades. En el libro encontré que, si la rotación de la extremidad se realiza hacia el eje central de cuerpo, ésta se considera interna, mientras que, si la rotación se realiza hacia afuera del eje central, la rotación es externa. A mí me parecía difícil entenderlo, ya que, desde mi punto de vista, en un movimiento de rotación de una extremidad se producen simultáneamente los dos tipos de movimientos, ya que mientras que la cara frontal de la extremidad gira hacia adentro, la cara posterior gira hacia afuera y viceversa. Debido a mis limitaciones en el área, no podía encontrar una explicación lógica, sin embargo, Laura me explicó que se debe partir de la posición anatómica y que el movimiento debe su nombre al movimiento que sufre la parte anterior de la extremidad. Esto no lo pude encontrar en el libro y solo lo pude entender gracias a la explicación de mi esposa.

Así pasaron mis primeros meses en la empresa, entre entender el negocio, los distribuidores, el mercado, etc. El estrés causado por la dificultad de la situación se vio interrumpido por una gran alegría, Dios nos bendice una vez más y nace nuestro tercer hijo, Danny, un niño con un ángel inimaginable que tenía la sonrisa más franca y tierna que existe. Por primera vez tuve la fortuna de estar presente durante el nacimiento de uno de mis hijos y cortar el cordón umbilical, fue una experiencia indescriptible, después de cortar el cordón, ayudé a la enfermera a limpiar a mi bebé, mientras lo limpiábamos no pude evitar las lágrimas de emoción. Me hubiera gustado pasar más tiempo con Laura y Danny, pero me hablaron para atender una emergencia y tuve que salir muy rápido del hospital. Esta fue la primera vez de muchas tantas donde tendría que privarme de gozar eventos importantes con mi familia a causa de mi trabajo.

Hasta ese momento, S&N no tenía relación comercial con el Instituto Mexicano del Seguro Social (IMSS), ya que los productos a comercializar debían ser incluidos en el cuadro básico, y dicho proceso, además de ser muy complicado, era también muy costoso. Por otra parte, era evidente que lograr establecer relaciones comerciales con el IMSS podría significar un incremento notable en las ganancias de la empresa, así que me pareció que, a pesar de las dificultades, valía la pena explorar la oportunidad que ello representaba.

En mi acercamiento con el IMSS, conocí al Dr. De La Huerta, jefe de servicios de ortopedia y traumatología de la región, quien tenía su oficina en el Centro Médico de Especialidades de Guadalajara. Tuve la suerte de ganarme su simpatía; me asesoraba y me invitaba a participar en sus juntas de análisis de casos con los residentes en donde me permitía realizar presentaciones de productos.

Unos años atrás, en una reunión de la American Association of Orthopedic Surgeons (AAOS) en los Estados Unidos, el Dr. De La Huerta me dijo haber visto en la exhibición de S&N un clavo centromedular para fémur que podría ser una buena opción en el tratamiento de fracturas en su hospital. Aprovechando su interés, puse ese clavo a su disposición, lo presenté a sus residentes, organicé talleres en hueso artificial y prácticas en cadáveres. Muy pronto se convirtió en la llave que nos abriría la puerta del cuadro básico del IMSS y con ello la oportunidad de introducir otros productos del catálogo de S&N. Poco tiempo después, estaríamos realizando todo tipo de cirugías, no solo en el Hospital General de Especialidades, sino en casi todos los hospitales regionales de especialidades del IMSS en Guadalajara.

Con este logro, las ventas se incrementaron de forma significativa, acrecentando nuestra participación de mercado no solo en Guadalajara, sino a nivel nacional.

Cuando creí que las cosas no podrían estar mejor, el destino nos tenía una sorpresa más. Dios nos bendice con el regalo de volver a ser padres por cuarta vez. A mediados de agosto, nace una linda niña chiquita de ojos preciosos. La nombramos Wendoly por una canción de la Rondalla de Saltillo que a Laura y a mí nos gusta mucho desde la preparatoria, aunque con una pequeña variación en la forma de escribirlo, en casa le llamamos Wendy.

También pude estar presente durante su nacimiento y cortar el cordón umbilical. No pude evitar las lágrimas una vez más, por lo que la enfermera me preguntó que, si era mi primera hija, le contesté que era la cuarta pero que en todos los casos me sentía emocionado hasta las lágrimas. Una vez más no pude quedarme con ellas, ya que tuve que retirarme inmediatamente por cuestiones de trabajo.

Mi padre había sido diagnosticado como hipertenso desde hacía unos años y le habían prescrito medicamentos, los tomaba por algún tiempo y una vez controlado, dejaba de ser rigorista con el cumplimiento de las indicaciones médicas. A finales de agosto sufrió un infarto cerebral que lo llevó al quirófano, dejándole secuelas significativas tanto motoras como psicológicas. Este hecho nos cambiaría la vida a todos.

Un tiempo después, mi madre y mi hermana junto con mi papá, deciden cambiar su residencia a Estados Unidos, donde les dijeron que gracias a las terapias que Laura le hizo en la etapa inmediata posterior a su cirugía, mi papá había logrado volver a caminar.

Capitulo III

El Plan que no Funcionó

- Etapa final con Smith and Nephew

El éxito de S&N no pasaba desapercibido en la industria y poco tiempo después, fui abordado por Johnson & Johnson, entonces propietarios de Depuy y Mitek. Me propusieron ser su distribuidor exclusivo en el Estado de Jalisco, dicha propuesta me pareció muy atractiva ya que representaba mi oportunidad de crear y manejar mi propia empresa, sin embargo, esta oportunidad venía con un inconveniente, se requería hacer una inversión considerable para la compra de instrumentos e implantes y yo no contaba con dicha cantidad de dinero, así que rechacé la oferta. Unas semanas después encontramos un socio inversionista que ofreció una solución muy justa desde el punto de vista financiero y el problema se resolvió, por lo que decidí renunciar a mi empleo con S&N y emprender un nuevo reto con J&J.

- Del Optimismo a la Angustia

La inversión sería cubierta en pagos cuatrimestrales. Constituimos legalmente la empresa e iniciamos operaciones de forma exitosa, hasta que unos meses después se presentan diferencias irreconciliables con mi socio llevándonos a decidir terminar con la sociedad. Intenté convencer a los directivos de J&J que me permitieran continuar con el proyecto, pero sin la inversión requerida no era posible, por lo que terminé desempleado.

Esto sucedía a inicios de diciembre de 2003. Una vez más en busca de empleo, al principio estaba determinado a no aceptar nada inferior a lo que tenía con S&N en términos de sueldo y prestaciones. En enero de 2004, rechacé una propuesta de empleo de British Petroleum (BP), principalmente porque me implicaba cambiar de residencia a la ciudad de Tijuana y no quería desestabilizar a mi familia. De haber sabido lo difícil que sería encontrar empleo, habría aceptado.

Conforme pasaba el tiempo y no lograba conseguir empleo, mis pretensiones fueron bajando, pero ni así lograba tener éxito. Algunos decían que estaba sobrecalificado y otras simplemente no me continuaban en los procesos de selección. Mis hijos asistían a colegios privados y estaban acostumbrados a las comodidades y estabilidad que un buen empleo nos había brindado por años. Ante el presagio de que el dinero se nos acabaría muy pronto, empezamos a racionar lo poco que nos quedaba. Entre los pagos del colegio, los servicios, etc., finalmente se nos terminó el dinero de nuestros ahorros y la situación se tornó casi insostenible. Ante esas circunstancias mi hermana Letty nos ofreció ayudarnos prestándonos una cantidad fija por quincena hasta que lograra encontrar trabajo, lo que se convirtió en un invaluable tanque de oxígeno. Había dos servicios que considerábamos imprescindibles: la electricidad por obvias razones y el teléfono, ya que éste era la vía de contacto en mi búsqueda de empleo. En aquel tiempo el uso del correo electrónico, aunque ya existía, no era la principal vía de contacto utilizada como lo es en la actualidad. Ante la dificultad para cubrir nuestros gastos, en una ocasión en que no habíamos pagado el servicio de electricidad, nos llegó un aviso que debíamos pagarla ese mismo día para evitar la interrupción del servicio. Después de contar el dinero que teníamos, nos dimos cuenta de que no alcanzaba y nos faltaban unos cuantos pesos, así que, junto con los niños, nos pusimos a buscar en cada rincón de la casa; encontrábamos un peso aquí y un peso allá hasta que nos faltaba un solo peso y por más que buscábamos, no lo pudimos encontrar. Raul Jr., entonces tenía nueve años, guardaba una colección de carritos "Hot Wheels", sabía que uno de esos carritos le gustaba mucho a uno de sus amiguitos, así que, sin avisarnos, fue a buscarlo a su casa y le vendió el carito en un peso. Regresó corriendo muy contento gritando que había conseguido el peso que nos faltaba, así que, nos fuimos a pagar el recibo de electricidad y logramos evitar que nos cortaran el servicio.

Ante la falta de dinero tuvimos que recurrir a pedirle a la "señora de la tienda de la esquina" que nos fiara y le pagábamos cada dos semanas. Mi hermano Lolo trabajaba en KFC y todos los días se aseguraba de que tuviéramos para comer. Los días de quincena, cuando le pagaban, llegaba a casa junto con su esposa Cecy y sus hijos, y en la noche compraba tacos para todos. Ante las carencias por las que estábamos pasando, esos días se convertían como en día de fiesta y tanto Laura y yo, como mis hijos, esperábamos ansiosos la llegada de la quincena de Lolo.

Cuando los niños se enfermaban, Laura pedía a las vecinas medicina. Los "miércoles de tianguis" Cecy apartaba algo de su despensa, vivíamos cerca, y en su regreso pasaba por nuestra casa, tocaba la puerta y dejaba una bolsa sin esperar a que abrieran, de este modo evitaba un momento difícil para ambas.

Pasamos por situaciones muy dolorosas, que ahora, tiempo después al recordarlas, siguen doliendo. Todos los días por las tardes pasaba el elotero y la mayoría de los niños del vecindario salían corriendo a comprar, nosotros intentábamos distraer a nuestros hijos de una forma u otra para evitar que salieran a esa hora. Recuerdo que cuando era pequeño mi madre doraba pasta de fideo, de la misma que se utiliza para hacer sopas, la ponía en un sartén con un poco de aceite y luego le agregaba azúcar y canela molida, era como comer unos pequeños churros. Ante las pocas opciones, intenté prepararles una porción, la cocina nunca ha sido una de mis fortalezas y terminó quemada. Además de que no había podido darles a mis hijos el bocadillo que les prometí, había desperdiciado una opción para comer al día siguiente.

Durante este tiempo, a duras penas pudimos mantener a nuestros hijos en sus colegios. Durante un trabajo de grupo que Laury realizó, se generó un gasto que, dividido entre los alumnos, les tocaba de veinte pesos a cada uno, como Laury no traía dinero, un compañero ofreció prestárselos. No nos dijo nada porque sabía cómo estaba la situación y no quería preocuparnos más. Al día siguiente le cobró en frente de todos y Laury le dijo que se le olvidó pedirnos el dinero pero que se lo daría mañana. Al otro día se lo volvió a cobrar, Laury le dio otro pretexto, por lo que el niño le contestó grosero y burlándose de ella. Ese mismo día mi hermano Lolo estaba en casa cuando los niños regresaron del colegio, y al ver a Laury triste, le preguntó qué le pasaba, Laury le dijo que todo estaba bien y comenzó a llorar, por lo que Lolo insistió. Laury le platicó el incidente con su compañero y Lolo le dio el dinero para que se lo pagara. Cabe mencionar que Lolo es su padrino de bautismo.

Como si todo esto fuera poco, en mi afán de salir del estrés y la ansiedad, pensé que hacer algo de ejercicio me haría bien y decidí incorporarme al equipo de fútbol de padres de familia del colegio de Laury. Era un torneo en el que jugábamos cada sábado y durante un juego sufrí una caída que terminó en fractura distal de radio. Uno de los miembros del equipo era cirujano ortopedista, al terminar el juego, mi hermano Lolo quien también estaba jugando, me llevó al hospital donde el doctor me colocó un yeso para estabilizar la fractura.

Fue una situación tan difícil que no existen las palabras precisas para describir mi desesperación e impotencia ante esas circunstancias, sin embargo, una opción totalmente imprevista estaba a punto de aparecer.

Mientras todo esto sucedía, yo no dejaba de publicar mi curriculum en varios sitios especializados, incluso asistí a algunas entrevistas de trabajo con el brazo enyesado. Los periódicos locales eran la principal fuente en mi búsqueda de empleo, los revisaba todos los días, aunque los fines de semana eran los mejores.

- Visa TN, TLC/NAFTA

En una ocasión, mientras hojeaba el periódico, encontré un anuncio ofreciendo oportunidades profesionales en los Estados Unidos, por cierto, todavía conservo el recorte del periódico.

En esta publicación se anunciaba un seminario dirigido a profesionistas mexicanos y canadienses de diversas carreras que estuviesen interesados en oportunidades de empleo en

Estados Unidos. El seminario tendría lugar en el hotel Presidente Intercontinental de Guadalajara, ubicado enfrente de Plaza del Sol.

El costo del seminario era de 460.00 pesos. La situación económica no mejoraba y el dinero no alcanzaba. Así que, llamé a mi hermana Letty para pedírselos en préstamo. Aunque su situación económica tampoco era muy holgada, accedió a prestármelo intentando persuadirme para que desistiera de utilizarlos en ese seminario. Letty tenía mucha razón, era evidente que en ese momento teníamos otras prioridades y habría que elegir inteligentemente el destino del poco dinero que teníamos, sin embargo, yo estaba convencido que algo bueno podría salir de ese seminario y no logró hacerme desistir. Ahora, años después, cuando pienso en esos 460.00 pesos, pienso en los 460.00 pesos mejor invertidos en toda mi vida.

Durante el seminario nos explicaron que, el Tratado de Libre Comercio (TLC), North America Free Trade Agreement (NAFTA), firmado en 1994, contemplaba una cláusula que entraría en vigor el primero de enero de 2004, diez años después de firmado. En ésta se facilitaban los trámites a profesionistas de México y Canadá para obtener una Visa de Trabajo temporal llamada "Visa TN". Estas visas, también otorgaban la oportunidad de viajar y vivir en Estados Unidos a los cónyuges y dependientes directos del profesionista.

Durante el seminario nos explicaron el proceso y los requerimientos. Sabía que cumplía con los requisitos y me pareció simple y sencillo. Prácticamente solo se requería de una carta oferta de trabajo y no era necesario obtener un patrocinio por parte de la empresa contratante. El patrocinio implica responsabilidad financiera para la empresa que lo otorga, por lo que no es tan fácil de conseguir. Nos explicaron que, aunque no es un requisito indispensable, el dominio del idioma inglés era muy importante, lo que me motivó aún más, ya que, aunque mi dominio del inglés no era total, sí podía comunicarme.

Cuando tenía diez años, mi padre nos llevó a vivir a Los Angeles, Ca. por un periodo de un poco menos de 2 años. Durante ese tiempo en la escuela aprendí inglés, suficiente para entablar una conversación, aunque mi vocabulario no era muy amplio.

Ante la posibilidad de conseguir empleo en Estados Unidos decidí tomar un examen para conocer mi nivel de inglés, el resultado fue alentador, dominio del noventa por ciento, lo que me hizo creer que, a mi llegada a Estados Unidos, el idioma no implicaría mayor problema. Más tarde me daría cuenta de que estaba totalmente equivocado.

Capitulo IV

Vámonos a Estados Unidos, Tras el Sueño Americano

- Inicio del Plan

Anteriormente hablábamos de la posibilidad de emigrar a Estados Unidos en una forma un tanto incrédula, sin embargo, después del seminario, la idea fue tomando fuerza y pronto la convertiríamos en un plan. Escribimos en una hoja de papel los pros y contras y aunque dudamos mucho, cada vez nos convencíamos más de que era nuestra mejor opción.

No fue fácil tomar la decisión.

Al dirigirnos de regreso a casa, un domingo por la tarde después de llevar a nuestros hijos a comprar un helado en el centro de Guadalajara, retomamos la conversación de emigrar a Estados Unidos y justo al pasar por el Templo de Atemajac, Laura me dijo, "¿Sabes qué? ¡Hay que hacerlo! Primeramente Dios, todo va a salir bien". Yo estaba desesperado y decidido desde hacía unos días y solo estaba esperando que ella se decidiera, así que comenzamos con el plan.

Mis papás y cinco de mis hermanos vivían en el Valle Central de California. Se habían establecido en Winton, una pequeña ciudad del condado de Merced. Tanto Laura como yo sabíamos, aun sin preguntarles, que contábamos con su apoyo incondicional. Si hay una familia que sabe estar en los momentos difíciles ¡es la mía! Les hablamos por teléfono y les expusimos nuestras intenciones de emigrar a Estados Unidos, su respuesta fue tal y como la esperábamos, nos dijeron que, aunque no entendían muy bien nuestro proceso, podíamos contar con su apoyo.

Una vez ratificada la decisión, iniciamos nuestro plan.

Primeramente, había que deshacernos de nuestros muebles, conservaríamos únicamente lo de valor sentimental y fácil de guardar. Fue muy difícil anunciar entre los vecinos que nos mudaríamos y estábamos rematando los muebles y todo lo que teníamos, sacamos todo enfrente de la casa y en los siguientes días poco a poco nos íbamos quedando sin nada. Cuando mi prima Graciela, "chelonga" a quien quiero como a una hermana, quién además es madrina de bautismo de Wendy, se enteró de nuestra situación, nos ofreció vender algunas de sus joyas para ayudarnos, aunque se lo agradecimos y no aceptamos. Cuando le avisé a mi tía María, una hermana de mi papá a quien quiero mucho, que me iría a Estados Unidos, junto con sus hijos reunieron una cantidad de dinero y nos la dieron. Cada uno en mi familia ayudaba como podía, lo que nos daba mucha fuerza, porque sentíamos que no estábamos luchando solos, así que nos dispusimos a continuar con nuestro plan.

Yo viajaría primero a Estados Unidos y una vez establecido, Laura y los niños me alcanzarían allá. Entretanto, pediríamos a los papás de Laura que les permitieran vivir en su casa en Ayutla, ya que planeábamos poner nuestra casa de Guadalajara en renta a fin de obtener algo de dinero mientras yo lograba establecerme.

- Papás de Laura

Continuando con el plan, fuimos a casa de los papás de Laura con el fin de informarles de nuestra decisión. Cuando llegó el momento de hacer el planteamiento, me puse muy nervioso. Nunca habíamos tenido la necesidad de pedirles algo así, y aunque no esperábamos una respuesta negativa, no encontrábamos la manera de abordar el tema. Después de comer, como de costumbre, nos sentamos en unas sillas reclinables afuera de la cocina. Ese nerviosismo me hizo recordar un momento similar que tuvo lugar en esa misma casa unos años atrás.

En 1988, unos meses antes de casarme, le pedí a mi amigo Arévalo, con quien todavía llevo una relación de hermanos y nuestros hijos nos llaman tíos respectivamente, que me acompañara a Ayutla porque tenía que informar a los papás de Laura acerca de nuestras intenciones de casarnos, él por supuesto aceptó. Camino a Ayutla, al pasar por Cocula nos paramos a comer tacos justo a la entrada del pueblo frente a la gasolinera. Conforme nos acercábamos crecía mi nerviosismo y un par de kilómetros antes de llegar, cuando la cúspide del templo de Ayutla parece emerger del centro de la carretera, reconocí que estábamos llegando. Justo a la entrada del pueblo, donde ahora se encuentran los arcos, le pedí a Arévalo que me dejara en casa de los papás de Laura y me esperara en la plaza del pueblo, donde yo lo buscaría al terminar.

Nervioso toqué la puerta y fui recibido por Doña Margarita, la mamá de Laura. Mis suegros eran muy conservadores y Laura no me había presentado con ellos como su novio formal, pero habíamos coincidido en eventos familiares y supongo que asumían que teníamos una relación.

Al verme, Doña Margarita preocupada preguntó si había pasado algo a su hija, le dije que no se preocupara y que ella estaba bien. Le pregunté por Don José, el papá de Laura, y me dijo que no estaba en casa pero que no tardaría en regresar. Al explicarle el motivo de mi visita se mostró sorprendida e intentó persuadirme para que desistiéramos, argumentando que éramos muy jóvenes y que todavía no habíamos terminado la Universidad (Laura tenía solo 18 años y yo 21), en un segundo intento por hacerme desistir me dijo: "pues a ver cómo lo toma José", y justo en ese momento, Don José abre la puerta para meter su carro, sentí que la sangre se me iba hasta los pies, pero era una decisión tomada y venía resuelto. Don José me saludó tranquilamente, me preguntó que si todo estaba bien en Guadalajara y cuál era el motivo de mi visita. Le dije que todo estaba bien y procedí a explicarle la razón de mi presencia. Después del típico interrogatorio del papá de la novia, Don José me dijo: "Si ya lo decidieron y están seguros de ello, nosotros no tenemos ningún problema" continuando, "¿y qué, tú no tienes papás para que vengan formalmente a pedir su mano?", a lo que le contesté que precisamente iba a solicitarles una fecha para que mis papás vinieran a hablar con ellos para formalizar nuestro compromiso. Me dijo en tono cordial que cualquier fecha estaría bien, que nada más les avisara. Unas semanas después, junto con mis padres y hermanos, acudiríamos a pedir de manera formal la mano de Laura.

De regreso al momento en el que nos encontrábamos sentados en las sillas afuera de la cocina, iniciamos la conversación con Don José y Doña Margarita. Mientras les explicábamos el plan y antes de preguntarles si Laura y los niños podrían quedarse en Ayutla, Don José se adelantó y me preguntó: "¿por qué no se quedan Uri y los niños aquí en Ayutla para que no estén solos en Guadalajara?", a mi esposa, desde muy pequeña, de cariño su familia le llama "Uri". Le dijimos que ese era el plan si ellos estaban de acuerdo. Le comenté que no fue fácil tomar esa decisión, pero teníamos confianza en Dios de que todo saldría bien. Le expliqué que las Visas TN eran muy nuevas y que no iba a ser fácil, pero que tenía mucha confianza en que lo lograría.

Me platicó que cuando él estaba en Estados Unidos en el ejército, durante la guerra de Vietnam, había una demanda descomunal de soldados, por lo que el reclutamiento de jóvenes era constante, que él no quería ser enviado a la guerra y por ello solicitó un permiso para ausentarse y regresar a México. Me dijo que cuando fue a entregar su solicitud, la persona a cargo le indicó, apuntando a una pila de sobres encima del escritorio, que todas esas eran solicitudes como la suya y que no estaban aprobando ninguna, pero que ahí la dejara y él así lo hizo, me comentó que él confiaba que iban a aprobar la suya y que unas semanas más tarde, contra todos los pronósticos, llegó la noticia de aprobación y con goce de sueldo.

Me dijo: "Si tu confías en que te van a aprobar tu Visa, ten fe, y verás que te la aprueban". Meses después, cuando mi visa fue aprobada, recordé sus palabras. ¡Cómo me hubiera gustado compartir ese éxito con él!, pero desafortunadamente, Don José había fallecido unos meses antes.

De regreso en Guadalajara, acorde a nuestro plan, el día ocho de agosto de 2004 tomé un vuelo de Guadalajara a Tijuana con mucho nerviosismo, pero más ilusiones, y sobre todo, mucha convicción y determinación en busca del Sueño Americano.

Mientras tanto, Laura y mis hijos, después de rematar lo último que quedaba en Guadalajara, se fueron a Ayutla a casa de los abuelos. Al llegar a Ayutla, Laura inscribió a mis hijos en la escuela, se dejaron consentir por los abuelos y su tía Gaby, hermana de Laura, les compro los uniformes y útiles escolares.

Ese mismo día alrededor de las 9:00 de la noche, llegué a casa de Licha, otra hermana de Laura quien vivía en la ciudad de Whittier, al sur del condado de Los Angeles. Ella y su esposo Félix me brindaron su hospitalidad las primeras dos semanas.

- Mis Papás y Hermanos

Durante esas dos semanas, actualicé mi curriculum adaptándolo al formato de Estados Unidos. Mi hermano Gerardo, quien vivía en el Valle Central de California, a unas cinco horas de Los Angeles y con quien hablaba todos los días, me propuso irme a vivir a su casa y desde ahí continuar la búsqueda de mi Visa TN.

En una ciudad grande como Los Angeles tendría más posibilidades de encontrar empleo, especialmente en el área que buscaba, pero a pesar de las excelentes atenciones de Licha y Félix, acepté.

Había ingresado a Estados Unidos con Visa de Turista y mi intención era conseguir mi cambio de estatus a Visa TN, no era Residente Permanente ni Ciudadano Americano, y por lo tanto, no tenía número de seguro social, así que, para poder trabajar legalmente en Estados Unidos, era indispensable lograr cambiar mi estatus.

Gerardo me ratificó su apoyo, me dio un teléfono celular, me ofreció las llaves de uno de sus carros y quedarme en su casa sin preocuparme de pagar nada. Como si eso no fuera suficiente, tan pronto supo que necesitaría una computadora e impresora, las compró y contrató el servicio de internet. En 2004, el servicio de internet solo estaba disponible en la modalidad de "dial-up" y se requería un CD de instalación, así que nos pasamos toda una tarde buscando hasta encontrar uno de EarthLink.

Desde mi llegada a casa de Gerardo, no solo me sentí bienvenido, sino que tanto él como su esposa Cristy, me hicieron sentir que mi presencia era grata.

El 26 de agosto, a unos días de haber llegado a casa de Gerardo, recibí una llamada de Laura para informarme que Don José había fallecido. Laura, dadas las circunstancias, me sugirió no viajar al funeral, sin embargo, deseaba estar con ella en ese momento tan doloroso, además del cariño a Don José.

Mis hermanos y papás al saber la noticia, no solo apoyaron mi decisión, sino que me animaron a regresar a Ayutla. Gerardo me compró un boleto de autobús de Winton a Tijuana, mientras que, mi madre, y mi hermana más pequeña Yoly, el del vuelo de Tijuana a Guadalajara.

Mi mamá y Gerardo me llevaron a la parada del autobús, había decidido irme por un par de días, así que solo llevaba una pequeña mochila. No tenía dinero para llevarle a mis hijos y Laura un regalo, como regularmente lo hacía cuando por trabajo tenía que ausentarme de casa por algunos días, pero no quería llegar con las manos vacías, así que mientras esperábamos a que llegara el camión, ingresé a la tienda de la gasolinera en busca de algo no muy caro y fácil de transportar. Cuando vi los panecillos americanos, pedí al encargado una caja de cartón y coloqué unos veinte, de esos que no hay en México, los puse en la caja de cartón y los cuidé todo el camino para que no se fueran a aplastar. Cuando entregué a mis hijos la caja, emocionados querían probarlos todos, así que los partieron y repartieron entre ellos y sus primos.

Estaba feliz de volver a ver a Laura y a mis hijos, pero también muy triste por la razón que me hizo regresar. Tres días después del funeral, regresé a California.

El apoyo de Gerardo, Yoly y mi madre, ayudaba a mitigar el dolor por los recientes acontecimientos. Diario hablaba por teléfono con Laura y mis hijos, sabía que no la estaban pasando muy bien debido a la carga emocional que el fallecimiento de Don José les causaba. Una tarde me abordó Yoly, asegundada por mi mamá, y me propusieron traerme a

Laura y a mis hijos. Yoly dijo: "nomás' le echamos más agua a los frijoles y ya está. Donde comen diez comen quince" y yo, que no necesitaba tanta insistencia inmediatamente acepté. Yoly ofreció quedarse a dormir en la sala para cedernos su recamara donde dormíamos Laura y yo con los tres niños más pequeños. Dormía junto con Laury en un colchón inflable, que, por cierto, tenía una fuga, razón por la cual siempre amanecía desinflado y hasta el suelo.

Acordé con Laura que el 16 de octubre volarían a Tijuana, donde Gerardo y yo los recogeríamos. Laura y mis hijos también contaban con visas de turista así que cruzamos la frontera sin contratiempos.

Era temporada de Halloween, y lo primero que hizo Gerardo al cruzar a Estados Unidos, fue parar en una tienda a comprar dulces americanos y juguetes de Halloween como bienvenida a mis hijos. Desde entonces cada vez que estoy cerca de esa tienda entro a comprar cualquier cosa para recordar el gesto de Gerardo, que vivirá en mi mente para siempre.

Capitulo V

Llegada a Estados Unidos, inicio de la batalla

- Un nuevo Idioma, una nueva cultura

Inscribir a mis hijos en la escuela era prioridad, sabíamos que esa sería la mejor forma de iniciar su proceso de adaptación. Laury de catorce años, al noveno grado en la High School, Raul de nueve, a cuarto de Elementary, Danny de tres, a la misma guardería que Brenda, la hija de Gerardo, mientras que Wendy con apenas dos años, era muy pequeña aun para ser aceptada en la guardería y tenía que quedarse en casa.

El primer día de clases para Laury fue muy difícil, ya que, además del conflicto del idioma, tendría que tomar el autobús escolar. De regreso a casa después de clases subió al autobús, su bajada era la última y conforme bajaban los alumnos y quedaban menos a bordo crecía su preocupación, creía que su bajada ya había pasado y se sintió perdida, comenzó a llorar hasta que reconoció el árbol enorme de la casa de Gerardo, se bajó y llegó a casa muy angustiada.

Laury tenía 14 años, en plena adolescencia, por lo que su proceso de adaptación fue más complicado que el del resto de sus hermanos. Era tanta su desesperación que decidió llamar por teléfono a mi hermana Letty, quien vivía en Guadalajara, para decirle que quería regresarse y preguntarle si aceptaría que se quedara a vivir en su casa. Letty le contestó que sí, siempre y cuando Laura y yo estuviésemos de acuerdo.

Cuando Laury nos hizo el planteamiento, tanto Laura como yo nos opusimos porque no queríamos que nuestra familia se separara y nos angustió saber hasta dónde llegaban los niveles de estrés de Laury.

Mi hermana Rossy, por su parte, terminaría jugando un papel muy importante en el proceso de adaptación de Laury, ya que se encargó de los preparativos para su Fiesta de Quince Años. Invitaron a varios amigos de Laury a participar como damas y chambelanes, Rossy les enseñaba a bailar el vals que ella bailó en su Quinceañera, además de organizar, junto con Laury, todos los aspectos de su fiesta, lo cual influyó a la mejoría en su estado de ánimo.

- Mr. David Honey y el Distrito Escolar de Winton, Ca.

A Raul Jr., lo matriculamos en la Crookham Elementary School, en el Distrito escolar de Winton. A esa misma escuela asistían cuatro de sus primos por lo que su proceso de adaptación fue más rápido.

Mientras yo continuaba intentando llamar la atención de alguna empresa para poder tramitar mi Visa TN sin mucho éxito, me daba tiempo para asistir a las juntas de padres de familia de la escuela de Raul Jr. Tenía mucho interés en involucrarme, así que en las juntas participaba realizando muchas preguntas. En una de las juntas, la maestra de Raul Jr., me propone presidir el Comité del Programa Migrante y su propuesta fue aceptada por los padres de familia, así que con gusto acepté. Como presidente del Comité Migrante de la escuela, debía acudir a las juntas del Distrito Escolar.

Fue ahí donde conocí al director de Programas Categóricos del Distrito Escolar de Winton, Mr. David Honey. Al término de la junta nos quedamos platicando. Hablamos de mi formación universitaria, mi familia y le conté mi plan de conseguir una Visa TN. Mr. Honey reconoció no saber de esas visas, pero dijo que una persona bilingüe y con mi nivel educativo, podría ser de gran utilidad al Programa Migrante del Distrito Escolar.

Me explicó que dentro del Programa Migrante existe un programa bilingüe llamado "Latino Family Literacy Program" dirigido a los padres de familias migrantes. Me ofreció impartir ese curso con duración de varias semanas y aunque el curso era recurrente, al principio solo ofrecía un trabajo de medio turno, así que me elaboró la carta de oferta de trabajo necesaria para solicitar mi Visa TN.

Además de la carta, debía anexar constancia de mis estudios universitarios en México, su traducción en inglés, la validación de estudios en el extranjero, así como su equivalencia en los Estados Unidos.

Existen en Estados Unidos varias agencias dedicadas a la validación de estudios en el extranjero. Una de ellas es la AACRAO, *American Association of Collegiate Registrars and Admissions Officers*, misma que realizó la validación de mis estudios universitarios.

Una vez completo mi expediente, envié mi petición al California Service Center (CSC) del United States Citizenship and Immigration Services (USCIS), solicitando un cambio de estatus, de visa de turista a Visa TN.

- Entrevistas de trabajo

Desde mi llegada a Estados Unidos y mientras esperaba la respuesta del USCIS, continuaba publicando mi curriculum en sitios web de todo el país y me daba mucho gusto ver que la oferta de trabajo en mi área era abundante. Contaba con suficiente experiencia y educación universitaria, por lo que mi curriculum empezó a llamar la atención de los entrevistadores.

Fui contactado por varias empresas, algunas de ellas me enviaban boletos de avión para entrevistas fuera del estado como a Portland, Texas, Warsaw, mientras que otras me citaron en San Francisco.

Mi tío Toño, el mismo que tocaba en un grupo musical en Apozol Zacatecas, se había mudado y establecido en Oakland desde hacía varios años y estaba muy familiarizado con el área de la bahia, así que me ofreció su ayuda llevándome a mis entrevistas. Acudía a mis citas vestido como corresponde a una entrevista de trabajo; muy formal, con traje y corbata, mi tío decía sentirse orgulloso por mi presentación y los hoteles en donde mis entrevistas tenían lugar, decía que eran los hoteles más prestigiosos de la bahía. En una ocasión en casa de mi tío Toño, me invitó a su sótano a conocer su "man cave", donde le gusta pasar tiempo consigo mismo, ahí tenía una televisión de la marca RCA que me ofreció y que yo con mucho gusto acepté.

La mayoría de las entrevistas transcurrían muy bien, ya me había convertido en un experto después de más de un año de entrevistas constantes. Sin embargo, el resultado se repetía con un patrón muy similar, al mencionar no ser ciudadano americano y no tener número de seguro social, las entrevistas se venían abajo y siempre terminaban con la misma frase: "nosotros te llamamos", y por supuesto, eso jamás sucedía.

Durante mis entrevistas les explicaba que la Visa TN implicaba un trámite sencillo, que solo se requería una carta de oferta de empleo. Sugería que en la carta se hiciera la siguiente anotación: "*Esta oferta es válida siempre y cuando el Sr. Raul Ruvalcaba logre reunir los requisitos para trabajar legalmente en los Estados Unidos*" a fin de que entendieran que, al contratarme, no adquirían ninguna responsabilidad financiera más allá del pago de mi sueldo... pero nada funcionaba.

Capítulo VI

El Proceso

- Primera Visa TN

A pesar de contar con el apoyo de mi familia, el no recibir una oferta de trabajo me causaba mucha ansiedad y estrés.

Se acercaba nuestra primera Navidad en Estados Unidos, la de 2004. Habíamos logrado reunir un poco de dinero, apenas suficiente para comprar un regalo de navidad a cada uno de nuestros cuatro hijos, así que nos fuimos de compras navideñas a Walmart.

Dentro de Walmart estaba un Mc Donald's y justo al pasar por ahí después de pagar, escuchamos a Raul Jr. comentar que olían muy rico las hamburguesas. Una vez en la camioneta, contamos el dinero que nos quedó después de las compras y alcanzaba para comprar un combo de Big Mac, así que fui a comprarlo, al regresar partimos la hamburguesa en cuatro partes, repartimos las papas, y compartieron el refresco. Mientras la comían, nos preguntaron que si nosotros no queríamos y dijimos que no (aunque en realidad, sí se nos antojaba). Daba gusto ver cómo disfrutaban.

Unos meses después, como lo hacía todos los días, revisé mi correo electrónico y encontré un mensaje del USCIS donde se me informaba que la solicitud de cambio de estatus de turista a Visa TN solicitado con la carta de Mr. Honey, me había sido aprobada, con lo cual ya podía solicitar mi tarjeta del Seguro Social.

Por supuesto que el cambio de estatus constituía no solo la extensión de nuestra estancia legal por un año más, ya que la Visa TN se otorgaba por periodos de un año, sino también, la autorización para trabajar en el Distrito Escolar de Winton en el Programa Migrante.

Esto representaba, sin duda alguna, un logro muy importante, sin embargo, mi trabajo en el Distrito Escolar era de medio tiempo, por lo que debía continuar buscando empleo en el área médica, que era en la que tenía más experiencia.

- Primer Trabajo en el Área Médica

Algunas semanas antes de recibir la autorización de mi cambio de estatus, recibí una llamada de John Williams, padre de un distribuidor de productos para cirugía ortopédica con base en Riverside, Ca. John ayudaba a su hijo entrevistando candidatos para cubrir una vacante en el condado de Orange y mencionó haber visto mi curriculum en un sitio de internet. John se había jubilado unos años atrás y cambió su residencia a Chapala, Jal., muy cerca de Guadalajara.

Durante nuestra entrevista, John me preguntó acerca de mi experiencia en el área quirúrgica ortopédica. Cansado de los rechazos al enterar a mis entrevistadores de mi estatus legal al final de la entrevista, decidí cambiar mi estrategia, ahora empezaría justo con esa información.

Le expuse que no era ciudadano americano y que no contaba con número de seguro social, aunque ya lo había solicitado tras la aprobación en el Distrito Escolar de Winton.

Las Visas TN otorgan permiso de trabajo específicamente con el patrón solicitante, por lo que cualquier cambio de empresa deberá ser notificado a USCIS y una nueva solicitud tendrá que ser sometida.

Le expliqué que estaba buscando la obtención de una Visa TN y que además de que esta requería de un trámite muy simple, yo conocía muy bien el proceso. Le dije que solo necesitaba una carta de oferta de trabajo en la que su empresa me contrataría si lograba reunir los requisitos para trabajar legalmente en Estados Unidos. Le expliqué todo el proceso y después de más de una hora en el teléfono, me dijo que me daría la carta.

Le agradecí y le expresé que con mucho gusto contestaría a sus preguntas con relación a mi experiencia laboral, a lo que contestó: "después de haber escuchado como me vendiste tu proyecto de visa, no necesito oír más" y me citó a entrevista en persona a la semana siguiente en su oficina de Riverside.

Esto sucedió a finales de marzo de 2005, cuando todavía los GPS no eran tan accesibles, yo no tenía uno, así que ingresé a Yahoo Maps, imprimí el mapa del trayecto y lo seguí desde el Valle Central de Ca. hasta llegar a su oficina, un viaje de más o menos 7 horas.

Durante el tiempo que John vivió en Chapala intentó formar una empresa distribuidora de productos quirúrgicos ortopédicos, por lo que abordó varios hospitales y ortopedistas, durante la entrevista, descubrimos que algunos de los cirujanos que conoció en Guadalajara, eran también conocidos míos, así que se tornó en una plática amena y entretenida.

Al término de la entrevista me ofreció una de sus computadoras para que yo mismo escribiera la carta, la mandó imprimir en una hoja membretada de su empresa, misma que adjunté a mi paquete para enviarla a USCIS, al igual que lo había hecho con la carta del Distrito Escolar de Winton.

¡Finalmente llegó el día que tanto estábamos esperando!

Unas semanas después, recibí la autorización del cambio de estatus, llamé a John para informarle de mi aprobación, por lo que me pidió me incorporase a la empresa de su hijo a partir del primero de mayo de 2005.

- La Adaptación al Lenguaje y la Cultura

Aunque mi contrato inició el primero de mayo, mi primer día de trabajo fue el lunes dos de mayo de 2005, ese mismo día entré a mi primera cirugía en el hospital Anaheim Memorial, que ahora se llama Anaheim Regional, en la ciudad de Anaheim, Ca.

Gracias a mi experiencia, logré familiarizarme con los instrumentos e implantes muy rápido por lo que me asignaron la guardia de fin de semana a tan solo unos pocos días de mi contratación.

Una vez más hablamos con Licha, la hermana de Laura para avisarle que había conseguido trabajo en el área de Los Angeles y pedirle el favor de quedarme en su casa mientras encontraba un departamento para mi familia. Licha y Félix muy amablemente accedieron, así que estuve en su casa por aproximadamente un mes más, hasta recibir mis primeros sueldos, con los que pude pagar el alquiler y depósito de un departamento de tres recamaras que encontré en la ciudad de Norwalk, muy cerca de la casa de Licha en Whittier.

El departamento era modesto, pero a la vez, amplio y cómodo. Una semana después Laura y los tres niños más pequeños llegaron al departamento, Laury no arribó con ellos ya que todavía no terminaba su ciclo escolar y se tendría que esperar unas semanas más. Al llegar, encontraron el departamento completamente vacío, no había reunido todavía dinero para amueblarlo. Fuimos a comprar comida en El Pollo Loco y cenamos juntos sentados en el piso y utilizando como mesa una caja de cartón en la que Laura traía ropa y algunas otras cosas. Poco a poco amueblamos el departamento, cada quincena acudíamos a una subasta local en la que llegamos a comprar un horno de microondas por tan solo cinco dólares, asimismo el resto de enceres domésticos, camas, refrigerador, etc., hasta terminar de amueblarlo.

La adaptación a la cultura no fue nada fácil. Por ejemplo, en Guadalajara y en general en México, es común saludar con un beso en la mejilla, no hacerlo puede ser interpretado como una descortesía. En Estados Unidos, por el contrario, debido a regulaciones y legalidades, se intenta evitar el contacto físico, especialmente con personas del género opuesto. Nunca me iba a imaginar lo incómodo que es ni siquiera saber cómo saludar.

Asimismo, en México, es rutinario que el representante de la empresa proveedora de implantes participe activamente durante las cirugías, es decir; que se lave, se ponga guantes, bata y todo el equipo necesario para ingresar al campo estéril, ya que el no hacerlo es considerado como falta de interés y disposición a colaborar en el desarrollo óptimo de la cirugía, en cambio en Estados Unidos, no solo no se acostumbra, sino que está prohibido por la ley. Otro cambio considerable era el código de vestimenta, cuando laboraba en S&N en Guadalajara, acostumbraba a vestir con saco y corbata, era una regla no escrita, especialmente si iba a ingresar a cualquier hospital del IMSS, el Dr. de la Huerta exigía a todos los residentes ese tipo de vestimenta sin excepción, para él, era muy importante que ese código se respetara. Si tenía que salir del quirófano por alguna razón, aunque fuera por unos pocos minutos, me vestía con mi traje y corbata antes de salir, incluso si solo iba a oficinas dentro del mismo hospital. En Estados Unidos, sobre todo en California, no es común el uso de saco y corbata entre los representantes de la industria, sin embargo, a mí me tomó varios meses acostumbrarme a no usar esa etiqueta de vestimenta.

Otro desafío era el idioma. A pesar de que la terminología médica por tener sus raíces en etimologías grecolatinas es más parecida al español que al inglés, no dejaba de representar un reto.

Relacionarse a nivel profesional es muy difícil incluso en el propio idioma, hacerlo en un idioma en el que se tiene un vocabulario limitado, aunado al imponente impacto que causa el ambiente dentro del quirófano, es todo un reto.

Mi trabajo consiste en proveer asesoría técnica y profesional en la resolución de problemas durante cirugías en el quirófano; además debe hacerse con cortesía, propiedad y sobre todo mucho tacto para evitar herir egos y susceptibilidades, lo cual se convierte en todo un desafío.

Unas semanas antes de que venciera mi primera Visa TN, salí al Consulado Americano de Tijuana con la intención de renovarla, creí que se trataría de un trámite sencillo y que regresaría ese mismo día más tarde, así que no llevé equipaje. Para mi sorpresa, en el consulado me informaron que mis documentos tendrían que ser verificados y que ese proceso tomaría más de una semana. Llamé a mi esposa, le informé lo que estaba sucediendo y me instalé en un hotel. Unos días después, la cónsul me pidió regresar al consulado y me hizo una entrevista a cerca de mi educación, la visa TN, mi familia, mi trabajo, etc., creí que después de esa entrevista me otorgaría la visa, sin embargo, al terminar me informó que la verificación de documentos seguía en proceso y que habría que esperar. Así pasaron otros días más y llegó el fin de semana, durante todos esos días mi rutina se repetía diariamente: estar pegado al teléfono del hotel durante todo el día laboral, aunque solo de 1:00 a 2:00 me contactarían. Después salía a comer, pasaba por Calimax a comprar algo para cenar más tarde y regresaba al hotel a esperar otro día más. El fin de semana no trabaja el consulado y por lo tanto, no esperaba recibir noticias, así que, ese fin de semana me pareció como si hubiera sido un mes.

Durante este tiempo, mi jefe, Jim Williams, me brindó todo su apoyo e incluso viajó a la ciudad de Tijuana para entrevistarse personalmente con la Cónsul en su afán de acelerar el trámite.

Mientras tanto, Laura y mis hijos en casa estaban todos los días en oración pidiendo a Dios que pronto pudiera regresar. Laura, en su afán de mantenerse y mantenerlos ocupados, todos los días por la tarde los llevaba al parque. El lunes finalmente llegó, me mantuve paciente hasta casi las dos de la tarde, pero al no recibir la llamada, decidí llamar yo, me dijeron que no había novedad, que no era necesario que yo llamara y que en cuanto hubiera alguna noticia ellos me contactarían a mí. Llegó el miércoles de Semana Santa, amanecí optimista esperando que me aprobaran mi Visa TN, de lo contrario, tendría que pasar ahí por lo menos cuatro días más hasta que el consulado volviera a abrir el lunes. Conforme se consumía el tiempo y se acercaban las dos de la tarde, mis esperanzas disminuían, cuando el reloj marcó las dos en punto y no me llamaron, lo que quedaba de mis esperanzas, de plano se terminó. Unos minutos más tarde, alrededor de las dos de la tarde con quince minutos, recibí la tan esperada llamada de la cónsul para pedirme que fuera al consulado, me dijo que no quería hacerme esperar hasta el lunes. Aparentemente recibió la verificación de mis documentos ese día justo cuando estaba por retirarse y decidió quedarse a trabajar unos minutos más para hacerse cargo de mi trámite. Me preguntó qué tan pronto podía llegar al consulado y le contesté que, en cinco minutos, ya que mi hotel se encontraba a la vuelta de la esquina, así que literalmente me fui corriendo. Al llegar ya estaban terminando de sellar mi pasaporte, hice los pagos correspondientes y unos treinta minutos más tarde finalmente salí del Consulado con mi Visa TN plasmada en mi pasaporte.

Con la Visa TN se otorga a los dependientes directos el derecho a poseer la Visa TD, permitiéndoles acompañar al titular de la Visa TN durante su estancia en Estados Unidos pero sin derecho a trabajar.

Lo primero que hice fue llamar a mi esposa e hijos. ¡No cabíamos de felicidad!, inmediatamente después, recogí mis pertenencias en el hotel y me dispuse a cruzar a Estados Unidos. Un par de horas más tarde, llamé a mi esposa para avisarle que ya había cruzado la frontera, lloramos juntos en el teléfono mientras yo conducía, esa misma noche ya estaba en casa con mi esposa y mis hijos. Un par de semanas después acudimos al Consulado Americano en Tijuana a solicitar las Visas TD de mi esposa e hijos.

En el 2006, a poco más de un año de haber llegado a Estados Unidos, me encontraba en el quirófano de un hospital en el centro de Los Angeles en una cirugía de hombro. Por aquel entonces, las prótesis inversas de hombro estaban en etapa de desarrollo y los implantes se sometían a pruebas mecánicas que sugerían cambios constantemente.

El cirujano ortopedista a cargo de la cirugía, tenía fama de ser muy bueno, pero también poco tolerante. Durante la cirugía, se complicó la colocación de unos tornillos y mencionó estar considerando no colocarlos.

Unas semanas antes había asistido a un curso en cadáveres impartido por el grupo de cirujanos diseñadores de las prótesis inversas de hombro, quienes nos compartieron los resultados de la última prueba mecánica a que fueron sometidas las prótesis. Los resultados demostraban que la colocación de esos tornillos era crucial para el éxito de la cirugía y que, sin estos, las posibilidades de fallo de la prótesis se incrementaban en forma significativa.

En mi intento por persuadirle para que siguiera intentando colocar esos tornillos le dije: "sin esos tornillos las posibilidades de fallo de la prótesis se incrementan. No debería de ser tan difícil colocar esos tornillos, por favor inténtalo una vez más". Seguramente mi limitación en el idioma me impidió enviar mi mensaje con la sutileza requerida, impactando el ego del cirujano. Sintió que estaba cuestionando su capacidad, así que dejó de hacer lo que estaba haciendo y de forma desafiante, volteó hacia mí y me dijo: "Bueno, si no es tan difícil, la próxima vez te pones guantes y tú mismo los colocas". Todos en el quirófano quedaron en silencio. Era evidente que el cirujano estaba enfadado conmigo.

Finalmente logró colocar los tornillos y la cirugía terminó adecuadamente. Cuando iba saliendo del quirófano, le pedí unos minutos. Me disculpé por la forma de mi mensaje y le expliqué que hacía poco tiempo había llegado a Estados Unidos y todavía estaba batallando con el idioma. Se notaba por su fuerte acento de Medio Oriente que el inglés tampoco era su primer idioma, seguramente recordó lo difícil que es al principio porque su reacción fue muy favorable, me dijo que no me preocupara, mientras me pedía que le platicara a cerca de mi familia y como llegué a Estados Unidos.

Ante una situación como esta, lo más fácil habría sido dejar el incidente sin aclarar, pero yo creí que enfrentarlo con una explicación era lo mejor y afortunadamente no me equivoqué.

Me rehúso a aceptar haber sido víctima de discriminación e intento encontrar otra explicación, pero no encuentro una muy convincente de lo contrario. En PIH, un hospital en el que trabajaba con frecuencia, operaba un ortopedista, que por cierto ya está retirado, era el líder de un grupo de cirujanos y realizaba un importante número de cirugías, ante la constante presión de la gerencia de la compañía por mantener un crecimiento constante en el negocio, me pareció que intentar convencer a este cirujano de utilizar nuestros productos podría ayudar a mejorar los números de la compañía. Le sugerí a mi compañero, el representante encargado de esa cuenta, que debería hacer el intento. Me contestó que conocía a ese doctor desde hacía muchos años y que siempre había utilizado los productos de otra compañía, agregando que solo sería una pérdida de tiempo, y que si quería, yo lo intentara, que si lograba obtener su negocio él no opondría ninguna objeción, a lo que contesté que lo intentaría.

Inmediatamente comuniqué ese acuerdo a nuestro jefe, quien contestó que, si el otro representante estaba de acuerdo, por él no había ningún problema. Así que fui a visitar al Doctor y después de algunos intentos logré convencerlo de utilizar nuestros productos. Esto sucedió a pocos años de mi inicio con la compañía y estaba muy contento de registrar mi primer "home run" y de pensar lo que esto me representaría en mis ingresos personales y en mi imagen dentro de la compañía. Para mi desgracia, unos días después, acuerdan a mis espaldas y me comunican que ese doctor iba a ser atendido por el representante que accedió cederme la oportunidad, y que por supuesto, todas esas comisiones serían suyas. Al darse cuenta de lo que representaría en ingresos, cambió de opinión y recibió todo el apoyo de la gerencia para despojarme de lo que acababa de conseguir. A pesar de que yo había enterado a nuestro jefe del acuerdo en tiempo y forma, su respuesta fue tajante: "La decisión está tomada, ¿lo tomas o lo dejas?" a lo que no me quedó más que aceptar, no podía darme el lujo de quedarme sin trabajo.

- La Famosa "Green Card", Tarjeta de Residente

Durante una cena de trabajo, en la que intentábamos firmar un contrato con la University of California Irvine (UCI), nos encontrábamos, el Dr. Gupta, jefe de ortopedia del hospital, Jim, quien era el dueño de la empresa para la que yo trabajaba, además de otras dos personas y yo. Estratégicamente tomé asiento en medio de Dr. Gupta y Jim.

El Dr. Gupta sabía que no tenía mucho tiempo en Estados Unidos y me pidió que le platicara cómo había llegado, así que le conté mi historia. Me comentó que su padre, cuando joven, vivió algo muy similar al emigrar a Estados Unidos desde India. Nos platicó que su padre había conseguido su "Green Card" a través de una petición por parte de su empleador. Jim, sabiendo que la renovación de mi visa cada año implicaba posibles contratiempos, me preguntó que si él podía hacer lo mismo en mi caso y le contesté que sí. Hasta ese momento, mi estancia legal en Estados Unidos era posible gracias a mi Visa TN, misma que tenía que renovar cada año, aunque sé que actualmente las Visas TN se otorgan por periodos de tres años.

Jim, tratando de evitar otro incidente como el sucedido cuando acudí a renovar mi visa por primera vez, me pidió que iniciara el trámite para obtener mi residencia permanente legal de inmediato.

Unos meses más tarde, recibí notificación de que mi "Green Card", así como la de mi esposa e hijos, habían sido aprobadas. En este tipo de peticiones existe un periodo de espera de cinco años cuando solo se cuenta con una licenciatura, pero debido a mi experiencia profesional y estudios universitarios Post-Licenciatura, la Residencia Permanente nos fue otorgada inmediatamente.

- Ciudadanía Americana

Una vez conseguida la Residencia Permanente, las leyes de inmigración de Estados Unidos estipulan que se requiere de un periodo cercano a los cinco años antes de ser elegible para solicitar la Naturalización, por lo que, apenas pasados los cinco años, se nos fue otorgada la Ciudadanía Americana.

Para obtenerla se requiere aprobar un examen, el mismo consta de cuatro partes: expresión oral y comprensión del idioma inglés, lectura, escritura y educación cívica, siendo esta última la más complicada.

A partir de 1998 se permite a ciudadanos mexicanos disfrutar de doble ciudadanía, razón por la cual, mi esposa, mis hijos y yo contamos con el privilegio de poseer dos pasaportes: el mexicano y el estadounidense. Antes de 1998 cualquier mexicano que deseara obtener ciudadanía de otro país debía renunciar a sus derechos como mexicano.

- Raul Ruvalcaba, Inc., La Corporación

Después de haber laborado como empleado directo por casi nueve años, Jim decide que la mayoría de los trabajadores debíamos continuar como contratistas independientes.

Esta modificación en mi contrato implicaba cambios más allá de lo estructural. El sueldo base del que gocé por más de ocho años desapareció y pasé a recibir solo comisiones. De manera inmediata mis ingresos disminuyeron, pero al mediano y largo tiempo mi libertad laboral se incrementó.

Ante estos cambios mi contador personal me sugirió registrar una corporación a fin de gozar de los beneficios fiscales y de responsabilidad que vienen con ello, así que en 2015 formo mi corporación convirtiendo mi operación en un negocio familiar.

Este cambio implicaba que ahora tendría una relación directa con las nuevas compañías que representaba, entre ellas estaba Advanced Orthopaedic Solutions (AOS), la más importante, una compañía pequeña que estaba creciendo a pasos agigantados. En sus inicios solo contaban con un clavo modular para fracturas de fémur, pero su portafolio se incrementó impresionantemente en los últimos quince años. Contaban con una gama de productos para ortopedia y traumatología, no solamente innovadora en el diseño, sino con la más alta tecnología existente en la industria. Nuestra relación tanto con los directivos, como con el personal de AOS, era inmejorable, nos habíamos convertido en uno de sus mejores distribuidores y nuestro recibimiento en su empresa siempre era muy cordial y amistoso. Las ventas alcanzadas a partir de 2015 nos hicieron acreedores a múltiples reconocimientos y premios obtenidos durante los siguientes años en forma consecutiva, tanto como distribuidor, como a nivel de representantes de ventas por producto. No todos los distribuidores eran invitados a sus fiestas de Navidad de cada año, pero nosotros siempre contamos con la distinción de su invitación. AOS se convirtió en la empresa proveedora de alrededor del ochenta por ciento de nuestros productos.

Este cambio además trajo como consecuencia un incremento considerable en la carga de trabajo que requería de más empleados, ya que ahora recaía en mí la responsabilidad de todas las operaciones, incluyendo el control de inventarios, logística, administración y contabilidad.

Mi esposa y mi hijo Raul Jr., son los primeros en incorporarse de forma activa. Mi esposa se hace cargo de lo administrativo mientras que Raul Jr. inicia su capacitación y entrenamiento para asistir en cirugías. Su habilidad para entender el negocio tanto en el aspecto técnico como financiero, coadyuvan a su incorporación más rápido de lo esperado.

Ya había asistido a varias cirugías bajo mi supervisión, pero no había asistido a una él solo. En su cumpleaños veintiuno, Raul Jr. había hecho planes para festejar, pero justamente ese día una sobrecarga de trabajo lo obligó a cambiar de planes y a asistir a su primera cirugía solo. A pesar de ser muy joven aún, ha tenido la oportunidad de fungir como expositor líder en diversos cursos en cadáveres y huesos artificiales organizados por nuestros proveedores y dirigidos a nuevos representantes y distribuidores.

Durante el último par de años, Danny se ha integrado a nuestro equipo de trabajo. Ha asistido a más de cien cirugías y tomado diversos cursos de capacitación, ya también asiste a cirugías solo.

En esta empresa toda la familia participa, Laury como profesional de diseño, creó el logo de la corporación, así como la imagen corporativa. Wendy se graduará en unos meses de la Universidad de California en Berkeley, pero remotamente ayuda en la administración, así como en la redacción de documentos.

El hecho de que todas las actividades de la corporación sean realizadas por la familia, provee la tranquilidad y certeza de que éstas se harán de la mejor forma posible, sin embargo, esto ha venido con un precio a pagar. Desde siempre hemos hecho nuestro mejor esfuerzo por mantenernos unidos como familia, intentamos en la medida de lo posible salir a divertirnos juntos y pasar el mayor tiempo posible unidos, no obstante, desde que laboramos todos en la corporación, nos hemos visto en la necesidad de tomar vacaciones en forma separada, debido a que la naturaleza de nuestro trabajo nos demanda estar en guardia de emergencia permanentemente, por lo que siempre se tiene que quedar alguien, mientras que los demás se ausentan. Además, dada la naturaleza de nuestro trabajo, frecuentemente nos vemos obligados a cancelar o cambiar planes familiares como cenas, fiestas, idas al cine, etc., para adaptarnos a los requerimientos de la empresa.

Capitulo VII

Desafíos Corporativos

- COVID

Desde sus inicios, aunque con los problemas de toda organización, mi corporación gozaba de estabilidad. Lamentablemente, la pandemia causada por el COVID, que cobró tantas vidas a nivel mundial y sigue causando estragos en todos los aspectos de la vida, también afectó a nuestra corporación.

Todos los empleados contrajimos la enfermedad, siendo mi esposa la más afectada, los malestares la mantuvieron en cama por más de tres semanas, mientras que el resto de nosotros sufrimos dos o tres días y luego se fueron desvaneciendo, aunque sentimos que aún nos quedan algunas secuelas del virus.

La corporación por su parte, también se vio afectada tanto económicamente como en los niveles de estrés de los empleados, ya que todos los hospitales en California suspendieron cirugías electivas, afectando el número de cirugías realizadas y por lo tanto los ingresos de la empresa. Por otra parte, las cirugías de traumatología y emergencia se seguían realizando, lo que nos sometía a una constante exposición al virus. Ante la alta posibilidad de contagio y transmisión a la que nos exponíamos diariamente, extremamos precauciones que iban desde cambiar nuestras ropas en el garaje hasta desinfectar todo antes de entrar a casa.

Esta pandemia definitivamente nos cambió la vida.

Además de amenazar a la corporación, el COVID se convirtió también en una amenaza para mis padres. Ambos pertenecen al grupo de los más vulnerables debido a su edad y estado de salud. La situación de mi padre ha derivado en varios padecimientos, mi madre por su parte ha recibido reemplazos articulares en ambas rodillas y sus caderas empiezan a molestarle, además de problemas respiratorios y artritis.

El Departamento de salud anunció que la vacuna contra el COVID no evitaría el contagio, pero se había comprobado que la tasa de mortalidad en pacientes vacunados era muy baja.

Después de haber sido vacunados mis padres, ambos resultaron positivos a COVID, pero afortunadamente no paso de incomodos síntomas.

- Un Nuevo Inicio

Poco tiempo después de la era COVID, todo comenzaba lentamente a volver a la normalidad, me sentí optimista pensando que la recuperación llegaría muy pronto, sin imaginar lo que se venía.

Recibí una llamada de uno de los Directivos de AOS, mi más importante proveedor. Me comunicaba que habían decidido vender la compañía a Arthrex, una de las empresas más grandes y poderosas de la industria. Aparentemente en el contrato de compraventa se acordaba que los contratos con los distribuidores continuarían sin cambio alguno, lo que me dio cierta tranquilidad.

En el transcurso del siguiente año me enteré de que los nuevos dueños estaban finiquitando sus contratos con los distribuidores más pequeños, así que, atendiendo al dicho "cuando veas las barbas de tu vecino cortar, pon las tuyas a remojar", sabía que era cuestión de tiempo para que finiquitaran el mío también. Éramos el segundo distribuidor más grande y fuimos el penúltimo en rescindirle su contrato de distribución.

Arthrex, los nuevos dueños de AOS, al informarme de la recisión de mi contrato, me ofrecieron trabajar con ellos como Gerente de Área con un salario y prestaciones tan atractivas que me convencieron, sin embargo, unos meses después, decidí presentar mi renuncia para intentar reavivar mi corporación.

Había que encontrar empresas interesadas en otorgarnos la representación de sus productos para sustituir los que en su momento nos proveía AOS. Aunque no fue sencillo, logré encontrar nuevos proveedores, sin embargo, la gama de productos proveída por AOS era tan variada que a fin de reemplazarla hubo que recurrir a más de una empresa. Unos meses después, había logrado reemplazar todas las líneas de producto con que contábamos antes de la venta de AOS e iniciamos la reconstrucción de la corporación. Aunque nos implicó casi dos años, ya estamos nuevamente de pie y hemos logrado posicionarnos entre los mejores distribuidores nacionales de las nuevas compañías que representamos como AAP en Berlín, Alemania, CITIEFFE en Bolonia, Italia, entre otras.

Capitulo VIII

Sueño Americano

- Transición

Esta transición de México a Estados Unidos no ha sido fácil, no obstante haber contado con el apoyo de muchas personas.

Este 2024 cumplimos veinte años de nuestra llegada a Estados Unidos, motivo por el cual decidí compartir mi historia. Ya dos décadas y aún seguimos aprendiendo el estilo de vida norteamericano, el proceso de adaptación al idioma y su amalgama cultural.

Haber llegado a Estados Unidos a la edad de treinta y seis años en busca del Sueño Americano, ha sido sin duda alguna, el reto más importante de mi vida.

He tenido el privilegio de conocer otras culturas y formas diferentes de vida, he aprendido a valorar tantas cosas hermosas de mi México al que tanto quiero y en donde viví hasta mis treinta y seis años, donde fui a la Universidad, me casé y nacieron mis cuatro hijos.

Tengo un enorme agradecimiento a Los Estados Unidos de Norteamérica, que me adoptó junto con mi familia y que se ha convertido en mi casa desde hace veinte años.

Desde nuestra llegada, he subrayado a mis hijos la oportunidad que tienen al haber nacido en México y estar creciendo y desarrollándose en Estados Unidos. Tanto la cultura y el estilo de vida mexicana, como la estadounidense, poseen aspectos entrañables que llenan de orgullo a cada una de las dos naciones. Mis hijos como inmigrantes de este hermoso país, al igual que todo inmigrante, cuentan con la libertad de decidir qué aspectos de cada cultura adoptar y cuáles rechazar, lo que los coloca en una posición privilegiada en la que pueden elegir solo las cosas buenas de cada país, convirtiéndose por consecuencia en una mejor generación de ciudadanos.

Estoy tan orgulloso de mi esposa, ha superado la barrera del idioma logrando un alto nivel en su dominio, ha logrado diversas certificaciones y ha sido mi mayor apoyo en la administración de los recursos familiares, profesionales y de negocio.

Laury (Livette) ha creado el personaje de La Catrina Andante, y gracias a su trabajo excepcional fue nombrada Embajadora Cultural Mexicana. Además ha recibido varios reconocimientos en Estados Unidos y México por su labor altruista en la comunidad. Colabora en la organización de eventos culturales y cívicos del Consulado Mexicano en Los Angeles y participa en el programa "Uniendo Familias" en donde se facilita la aprobación de visas a padres y abuelos para visitar a sus familiares, que, debido a su estado migratorio, no han visto por más de treinta años. Se desempeña como reportera para la cadena Fox Deportes en español y se ha hecho acreedora al nombramiento como "Mujer del Año 2024" otorgado por el Congreso del Estado de California.

Raul Jr. Además de haber trabajado en la corporación desde sus inicios y haberse convertido en mi brazo derecho, tiene bajo su responsabilidad el programa de Futbol Soccer de Santa Fe High School y esta temporada cumple diez años mejorando, no solo las habilidades futbolísticas de sus jugadores, sino también contribuyendo a su desarrollo personal y académico. Este año cumple cinco años de casado con Melissa, una joven hermosa con muchos talentos en el arte de la repostería a quien amamos como a una hija.

Danny, se ha incorporado a la compañía de forma exitosa. Desde muy temprano mostró sus dotes de líder convirtiéndose en presidente del consejo estudiantil de su escuela, participó en el Programa de Desarrollo Olímpico (ODP) en Fútbol. Obtuvo dos de los tres campeonatos logrados en la historia de la escuela, además de ser el capitán del equipo y haberse ganado el nombramiento como Atleta del Año en el 2019, haciéndolo acreedor a colocar su nombre en un banner que cuelga permanentemente en el gimnasio de la escuela. Actualmente asiste a Raul Jr. en el programa de Fútbol de Santa Fe High School.

Wendy, la más pequeña de la familia, está a unos meses de graduarse de La Universidad de Berkeley en California con grado en Ciencias Cognitivas. Participó y fue oradora en el Foro Nacional de Jóvenes Líderes impartido por la Universidad de California Los Angeles, fue jefa de Personal del senador estudiantil de UC Berkeley, es miembro activo de Cal American Civil Liberties Union (ACLU), subsidiaria de la Northern ACLU, organización a cargo de la preservación de los derechos civiles y libertades en California, y está a cargo del presupuesto financiero de la Asociación de estudiantes de Ciencias Cognitivas. En el verano iniciara el Programa "Berkeley Study Abroad" en la Universidad de Barcelona y después en la Universidad Torcuato Di Tella en Argentina y La Universidad Alberto Hurtado en Chile.

Esto todavía no termina. Falta mucho por lograr, pero puedo asegurar que soy un padre y esposo orgulloso de su familia, y además, un mexicano que no cree en los límites, que hace caso omiso cuando las adversidades le gritan que "no se puede" e intentan presionarlo a desistir, que día a día se sigue esforzando por cumplir sus metas, superar los obstáculos del camino, y poder, junto a su familia, continuar viviendo el Sueño Americano... seguimos soñando.

Pensaban que no se podía y, ¡Sí se Pudo!

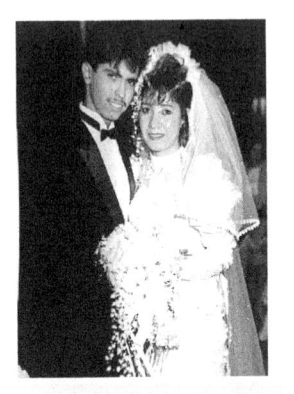

Nuestra Boda, diciembre de 1989

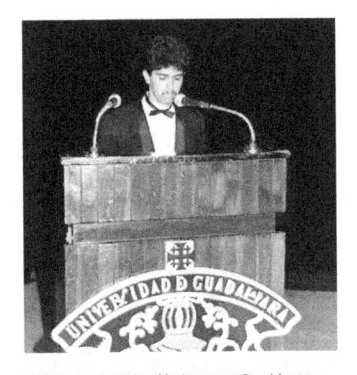

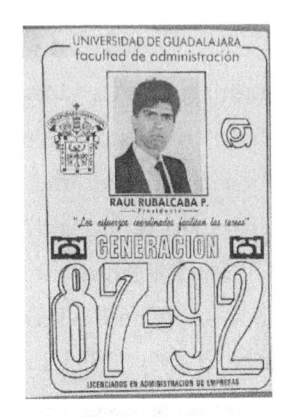

Folder de Campaña

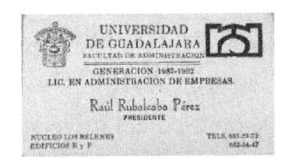

Discurso Acto Académico como Presidente de Generación

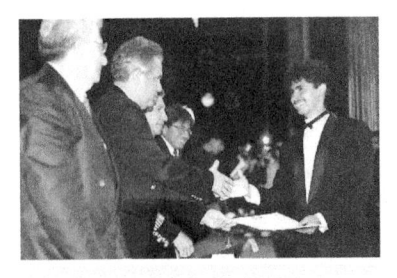

Tarjeta de PResentación

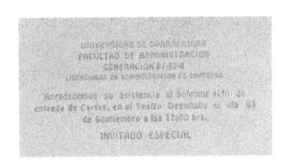

Pase de Ingreso al Acto

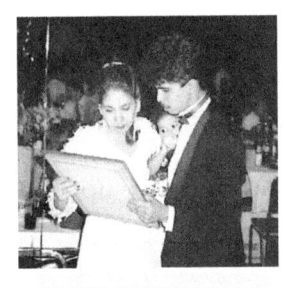

Entrega de Certificado LAE

Celebrando con Laura y Laury una meta cumplida

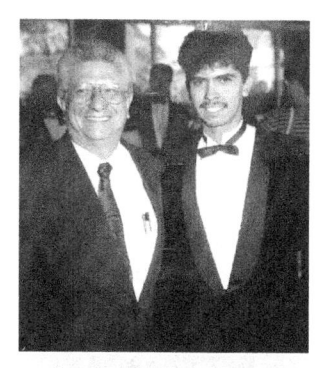

Jorge Humberto Chavira Martinez,
Padrino de Generación

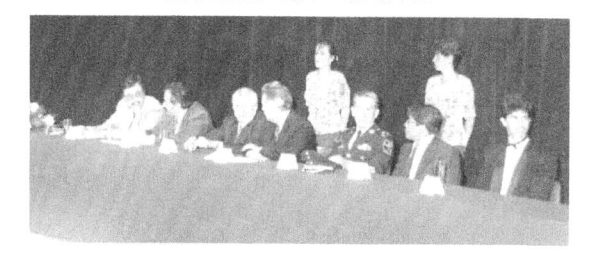

Presidium

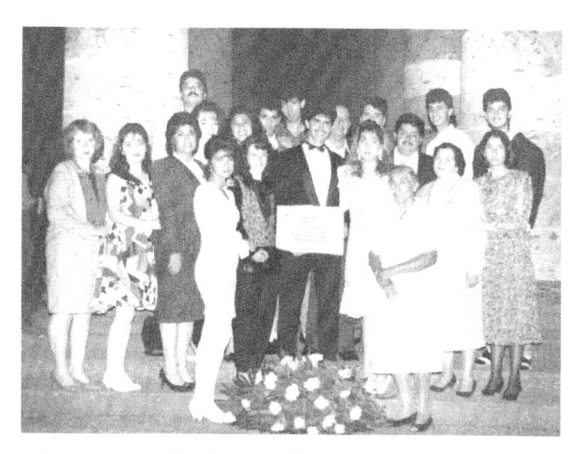

Foto familiar en el Teatro Degollado

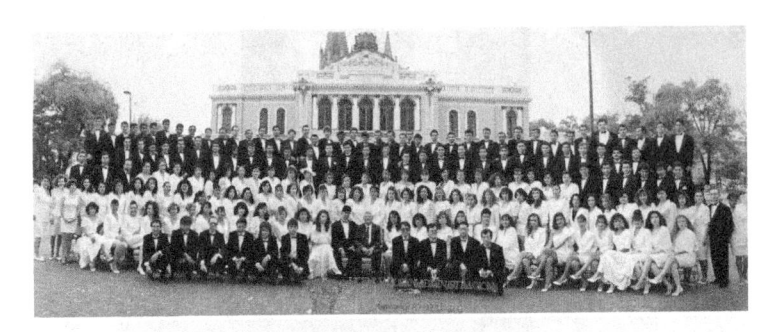

Licenciados En Administración De Empresas
Generación 87-92 U. de G.
Lic. J. Humberto Chavira Martinez

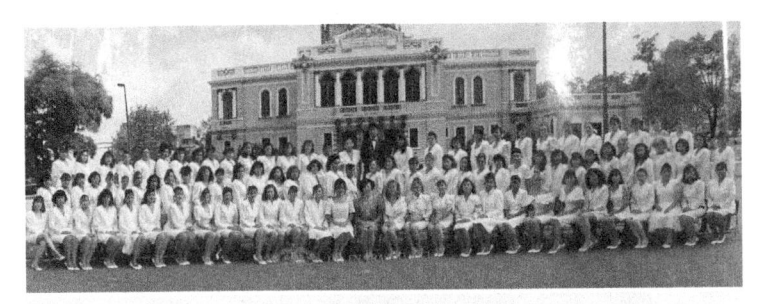

Licenciados En Trabajo Social
Generación 87-92 U. de G.
Lic. En T.S. Patricia Ma. Etiene Padilla

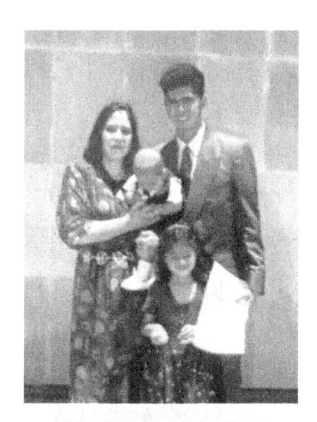

Graduación Universidad Autónoma de Fresnillo

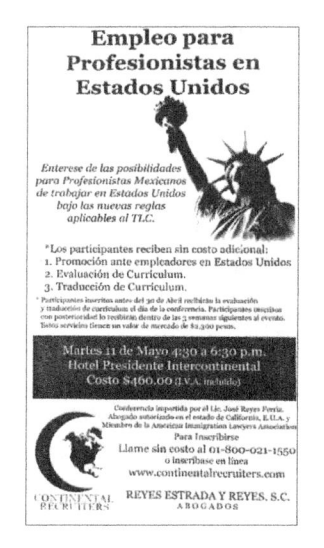

Recorte de Periódico de la Conferencia TLC

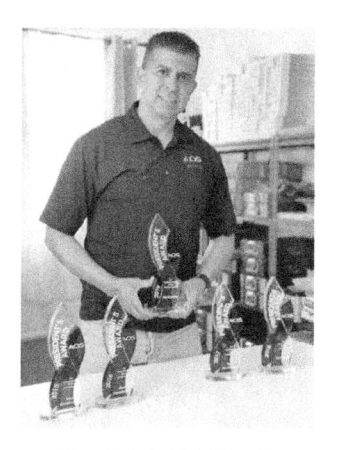

Reconocimientos Nacionales en la Industria de la Ortopedia

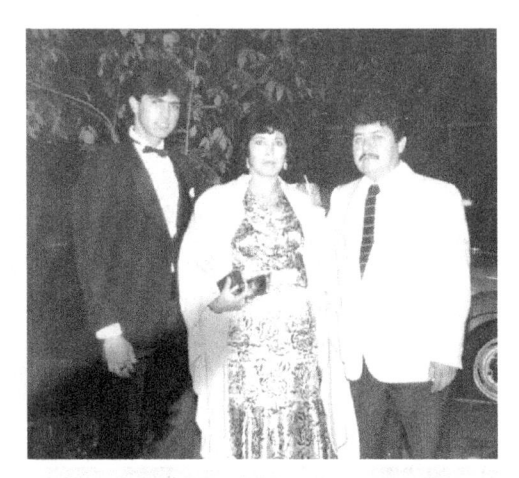

Con Mis Queridos Padres

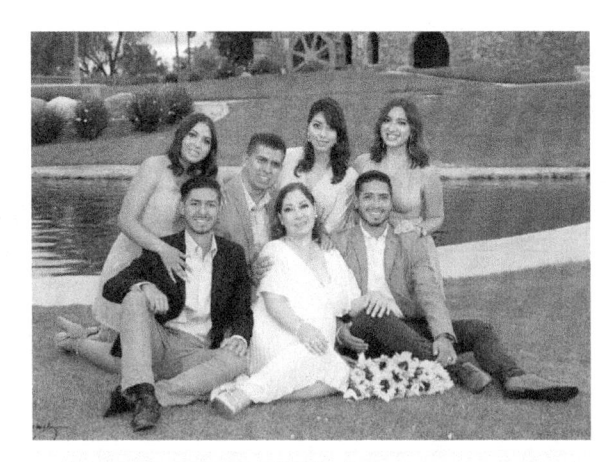

Mi Bella Familia

Made in the USA
Middletown, DE
18 October 2024